T. J. Strasmann

Anatomie lernen durch Kreuzen

Thomas J. Strasmann

Anatomie lernen durch Kreuzen

Unter Mitarbeit von: Sarah Micucci, München

2. Auflage

ELSEVIER

Elsevier GmbH, Bernhard-Wicki-Str. 5, 80636 München, Deutschland
Wir freuen uns über Ihr Feedback und Ihre Anregungen an kundendienst@elsevier.com

ISBN 978-3-437-26402-3

2. Auflage 2023

Wichtiger Hinweis
Die medizinischen Wissenschaften unterliegen einem sehr schnellen Wissenszuwachs. Der stetige Wandel von Methoden, Wirkstoffen und Erkenntnissen ist allen an diesem Werk Beteiligten bewusst. Sowohl der Verlag als auch die Autorinnen und Autoren und alle, die an der Entstehung dieses Werkes beteiligt waren, haben große Sorgfalt darauf verwandt, dass die Angaben zu Methoden, Anweisungen, Produkten, Anwendungen oder Konzepten dem aktuellen Wissensstand zum Zeitpunkt der Fertigstellung des Werkes entsprechen.
Der Verlag kann jedoch keine Gewähr für Angaben zu Dosierung und Applikationsformen übernehmen. Es sollte stets eine unabhängige und sorgfältige Überprüfung von Diagnosen und Arzneimitteldosierungen sowie möglicher Kontraindikationen erfolgen. Jede Dosierung oder Applikation liegt in der Verantwortung der Anwenderin oder des Anwenders. Die Elsevier GmbH, die Autorinnen und Autoren und alle, die an der Entstehung des Werkes mitgewirkt haben, können keinerlei Haftung in Bezug auf jegliche Verletzung und/oder Schäden an Personen oder Eigentum, im Rahmen von Produkthaftung, Fahrlässigkeit oder anderweitig übernehmen.

Für die Vollständigkeit und Auswahl der aufgeführten Medikamente übernimmt der Verlag keine Gewähr.
Geschützte Warennamen (Warenzeichen) werden in der Regel besonders kenntlich gemacht (®). Aus dem Fehlen eines solchen Hinweises kann jedoch nicht automatisch geschlossen werden, dass es sich um einen freien Warennamen handelt.

Bibliografische Information der Deutschen Nationalbibliothek
Die Deutsche Nationalbibliothek verzeichnet diese Publikation in der Deutschen Nationalbibliografie; detaillierte bibliografische Daten sind im Internet über https://www.dnb.de abrufbar.

23 24 25 26 27 5 4 3 2 1

In ihren Veröffentlichungen verfolgt die Elsevier GmbH das Ziel, genderneutrale Formulierungen für Personengruppen zu verwenden. Um jedoch den Textfluss nicht zu stören sowie die gestalterische Freiheit nicht einzuschränken, wurden bisweilen Kompromisse eingegangen. Selbstverständlich sind **immer alle Geschlechter** gemeint.

Planung: Julia Lux
Projektmanagement und Herstellung: Cornelia von Saint Paul
Redaktion: Petra Taint, München
Satz: abavo GmbH, Buchloe/Deutschland; TnQ, Chennai/Indien
Druck und Bindung: Drukarnia Dimograf Sp. z o. o., Bielsko-Biała/Polen
Zeichnungen: Gerda Raichle, Ulm,
Fotograf Abb. F2211: Gerhard Westrich, Berlin
Sonographie Abb. F0421: Klinikum Dritter Orden, München
Umschlaggestaltung: SpieszDesign, Neu-Ulm

Aktuelle Informationen finden Sie im Internet unter **www.elsevier.de**

Benutzerhinweise

In diesem Buch finden Sie eine Zusammenstellung von fast 600 Fragen zur Anatomie, Physiologie und Pathologie des menschlichen Körpers.

F0101 Im vorderen Teil des Buches (I. Fragen) finden Sie Fragen nach Wissensgebieten geordnet. Die Fragen sind fortlaufend nummeriert und den Zahlen ist ein F vorangestellt.

0101 Im hinteren Teil des Buches (II. Lösungen) finden Sie die zugehörigen Lösungen.

Lesen Sie sich die Fragen genau durch und achten Sie auf die exakte Formulierung: Manchmal sind Fragen negativ formuliert z.B. „Was trifft nicht zu?“
Es gibt immer nur eine richtige Lösung.

Fehler gefunden?

An unsere Inhalte haben wir sehr hohe Ansprüche. Trotz aller Sorgfalt kann es jedoch passieren, dass sich ein Fehler einschleicht oder fachlich-inhaltliche Aktualisierungen notwendig geworden sind.

https://else4.de/978-3-437-26402-3

Sobald ein relevanter Fehler entdeckt wird, stellen wir eine Korrektur zur Verfügung.
Mit diesem QR-Code gelingt der schnelle Zugriff.
Wir sind dankbar für jeden Hinweis, der uns hilft, dieses Werk zu verbessern.
Bitte richten Sie Ihre Anregungen, Lob und Kritik an folgende E-Mail-Adresse: kundendienst@elsevier.com

Inhaltsverzeichnis

I Fragen

KAPITEL

1 Grundlagen

F0101 Prüfen Sie diese Aussage:

Der größte Teil des menschlichen Körpers besteht aus den Schlüsselelementen K und Schwefel.

Diese Aussage ist
- ☐ a) richtig
- ☐ b) falsch

F0102 Prüfen Sie diese Aussage:

Als Mengenelemente werden Ca, P, K, S, Na, Cl und Mg zusammengefasst.

Diese Aussage ist
- ☐ a) richtig
- ☐ b) falsch

F0103 Prüfen Sie diese Aussage:

Spurenelemente und Mengenelemente werden als Mineralstoffe zusammengefasst.

Diese Aussage ist
- ☐ a) richtig
- ☐ b) falsch

F0104 Prüfen Sie diese Aussage:

Alle Formen der Materie bestehen aus chemischen Elementen, die im Periodensystem geordnet werden können.

Diese Aussage ist
- ☐ a) richtig
- ☐ b) falsch

F0105 Prüfen Sie die folgenden Aussagen (1) bis (4):

Atome …
1) sind die Grundeinheiten der Materie.
2) sind selbst wiederum aus Elektronenhülle und Kern aufgebaut.
3) unterscheiden sich durch die Anzahl der Protonen im Kern.
4) haben entsprechend ihrer Protonen eine Ordnungszahl.

Nun kreuzen Sie die Aussagenkombination an, die **am besten zutrifft!**
- ☐ (a) nur 1) ist richtig
- ☐ (b) nur 1) und 4) sind richtig
- ☐ (c) nur 1), 3) und 4) sind richtig
- ☐ (d) nur 2), 3) und 4) sind richtig
- ☐ (e) alle Aussagen sind richtig

F0106 Kreuzen Sie die **eine falsche** Aussage an!

☐ a) Sauerstoff ist Bestandteil von Wasser und von vielen organischen Molekülen.
☐ b) Kohlenstoff ist Bestandteil jedes organischen Moleküls.
☐ c) Wasserstoff ist Bestandteil von Wasser und organischen Molekülen; als Ion (H+) ist es für die Säureeigenschaft einer Lösung verantwortlich.
☐ d) Arsen findet sich nicht im Körper
☐ e) Stickstoff ist Bestandteil vieler organischer Moleküle, z.B. aller Proteine und Nukleinsäuren.

F0107 Prüfen Sie die folgenden Aussagen (1) bis (4):

Kalzium ...

1) ist sehr selten nur in Knochen und Zähnen zu finden.
2) vermittelt die Synthese und Freisetzung von Neurotransmittern.
3) ist an allen Muskelkontraktionen beteiligt.
4) ist Teil der "Elektromechanischen Kopplung".

Nun kreuzen Sie die Aussagenkombination an, die **am besten zutrifft!**

☐ (a) nur 1), 2) und 3) sind richtig
☐ (b) nur 1), 3) und 4) sind richtig
☐ (c) nur 2), 3) und 4) sind richtig
☐ (d) nur 1), 3) und 4) sind richtig
☐ (e) alle Aussagen sind richtig

F0108 Prüfen Sie die folgenden Aussagen (1) bis (4):

Phosphor ...

☐ ist Bestandteil vieler Biomoleküle.
☐ findet sich in ATP und zyklischem AMP.
☐ ist Bestandteil von Knochen und Zähnen.
☐ ist ein Mengenelement.

Nun kreuzen Sie die Aussagenkombination an, die **am besten zutrifft!**

☐ (a) nur 1), 2) und 3) sind richtig
☐ (b) nur 1), 3) und 4) sind richtig
☐ (c) nur 2), 3) und 4) sind richtig
☐ (d) nur 1), 3) und 4) sind richtig
☐ (e) alle Aussagen sind richtig

F0109 Kreuzen Sie die **eine falsche** Aussage an!

☐ a) Kalium ist wesentlich zur Aufrechterhaltung der Wasserbilanz.
☐ b) Schwefel ist Bestandteil vieler Proteine.
☐ c) Natrium ist als Ion das "Haupt-Ion" des Extrazellulärraums.
☐ d) Natrium ist erforderlich für die Entstehung von Nervenimpulsen und Muskelkontraktionen.
☐ e) Magnesium ist Bestandteil vieler Enzyme.

F0110 Ergänzen Sie den folgenden Satz:

Die Bindung, die durch die elektrische ______________ der gegensätzlich geladenen Ionen entsteht, nennt man Ionenbindung.

Kreuzen Sie das am **besten passende Wort** an, das die Lücke füllt!

☐ (a) Anziehung
☐ (b) Abstoßung
☐ (c) Wasserstoffbrücke

F0111 Kreuzen Sie die **eine falsche** Aussage an!

- ☐ a) Kochsalz ist ein Beispiel einer typischen Ionenbindung.
- ☐ b) Chemische Bindungen sind z.B. Ionenbindungen.
- ☐ c) Chlor ist viel elektronegativer als Natrium.
- ☐ d) In der Ionenbindung zwischen Na und Chlor ist Chlor der Elektronenakzeptor.
- ☐ e) Natrium hat eine geringere Elektronegativität gegenüber Chlor.

F0112 Kreuzen Sie die **eine falsche** Aussage an!

- ☐ a) Als Elektrolytlösung liegt z.B. Kochsalz in einer wässrigen Lösung vor.
- ☐ b) Zur Kathode wandern die positivgeladenen Na^{+}-Ionen.
- ☐ c) Zur Anode wandern die negativgeladenen Anionen.
- ☐ d) Die Anode ist der Minus-Pol in der Elektrolyse.
- ☐ e) Die Elektrolyse trennt Anionen und Kationen der Elektrolyte.

KAPITEL

2 Zelle, Genetik, Evolution

F0201 Prüfen Sie diese Aussage:

Alle Lebewesen, egal ob Bakterium, Pflanze, Pilz, Tier oder Mensch, bestehen aus einer oder vielen Zellen.

Diese Aussage ist
- ☐ a) richtig
- ☐ b) falsch

F0202 Prüfen Sie diese Aussage:

Zellen gleicher Differenzierung bilden Gewebe.

Diese Aussage ist
- ☐ a) richtig
- ☐ b) falsch

F0203 Kreuzen Sie die **eine falsche** Aussage an!

- ☐ a) Die menschliche Eizelle ist etwa 30 mm im Durchmesser und ist die größte Zelle des menschlichen Körpers.
- ☐ b) Das Stroma eines Organs ist eher zellarm und umgibt als Bindegewebe das Parenchym.
- ☐ c) Als Parenchym bezeichnet man das Funktionsgewebe der Organe.
- ☐ d) System, Trakt oder Apparat bezeichnet den Verbund von Organen.
- ☐ e) Die Psyche wird den Organsystemen oft als übergeordnet betrachtet.

F0204 Welche Beschriftung muss bei (x) stehen?

Bitte kreuzen Sie die am besten passende Beschriftung an!

- ☐ a) Mikrotubulus
- ☐ b) Sekretbläschen
- ☐ c) Golgi-Apparat

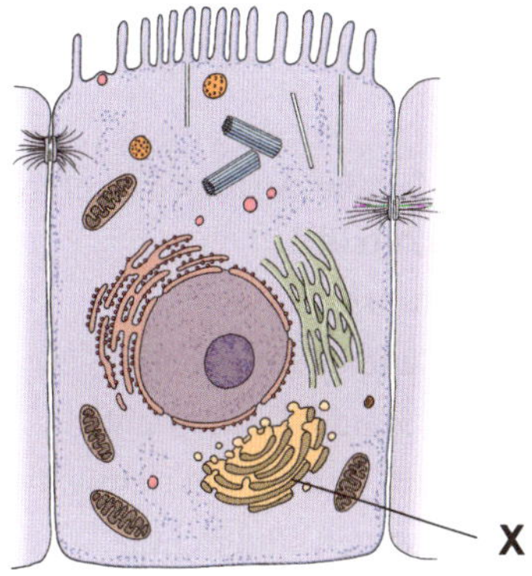

F0204

F0205 Prüfen Sie die folgenden Aussagen (1) bis (4):

Membranen …
1) sind ausschliesslich aus Phospholipiden aufgebaut.
2) besitzen unterschiedliche Proteine.
3) muss man sich flüssig, wie ein "flüssiges Mosaik" vorstellen.
4) enthalten oft Cholesterin, das die Beweglichkeit der Membran einschränkt.

Nun kreuzen Sie die Aussagenkombination an, die **am besten zutrifft!**

- ☐ (a) nur 1) ist richtig
- ☐ (b) nur 1) und 4) sind richtig
- ☐ (c) nur 1), 3) und 4) sind richtig
- ☐ (d) nur 2), 3) und 4) sind richtig
- ☐ (e) alle Aussagen sind richtig

F0206 Prüfen Sie die folgenden Aussagen (1) bis (4):

Die Semipermeabilität ...

1) bezeichnet die selektive Durchlässigkeit von Membranen für bestimmte Stoffe.
2) einer Membran für einen Stoff hängt von seiner Molekülgröße ab.
3) einer Membran für einen Stoff hängt von seiner Fettlöslichkeit ab.
4) einer Membran für einen Stoff hängt von seiner elektrischen Ladung ab.

Nun kreuzen Sie die Aussagenkombination an, die **am besten zutrifft!**

- ☐ (a) nur 1) ist richtig
- ☐ (b) nur 1) und 4) sind richtig
- ☐ (c) nur 1), 3) und 4) sind richtig
- ☐ (d) nur 2), 3) und 4) sind richtig
- ☐ (e) alle Aussagen sind richtig

F0207 Prüfen Sie die folgenden Aussagen (1) bis (4):

Ribosomen …

1) sind selbst im Elektronenmikroskop nur als winzige Kügelchen sichtbar.
2) bestehen aus 5 Untereinheiten RNA.
3) sind oft auf der messenger-RNA perlschnurartig aufgereiht.
4) ermöglichen die Peptidbindung und stellen so Fette her.

Nun kreuzen Sie die Aussagenkombination an, die **am besten zutrifft!**

- ☐ (a) nur 1), 2) und 3) sind richtig
- ☐ (b) nur 2), und 4) sind richtig
- ☐ (c) nur 1), und 3) sind richtig
- ☐ (d) nur 1), 3) und 4) sind richtig
- ☐ (e) alle Aussagen sind richtig

F0208 Prüfen Sie die folgenden Aussagen (1) bis (4):

Das glatte endoplasmatische Retikulum ...

1) ist wichtig bei der Synthese von Lipiden.
2) ist deutlich ausgeprägt in Zellen, die Geschlechtshormone herstellen.
3) ist deutlich ausgeprägt in Zellen, die Steroidhormone herstellen.
4) sorgt auch für die richtige Verteilung der hergestellten Lipide in der Zelle.

Nun kreuzen Sie die Aussagenkombination an, die **am besten zutrifft!**

- ☐ (a) nur 1) ist richtig
- ☐ (b) nur 2) ist richtig
- ☐ (c) nur 3) ist richtig
- ☐ (d) nur 4) ist richtig
- ☐ (e) alle Aussagen sind richtig

F0209 Kreuzen Sie die **eine falsche** Aussage an!

- ☐ a) Nur während der Kernteilung sind Chromosomen im Mikroskop sichtbar.
- ☐ b) Jedes Chromosom besteht aus DNA und "Verpackungsproteinen".
- ☐ c) Das Zentromer gliedert das Chromosom in zwei Chromosomenschenkel.
- ☐ d) Wird vor der Zellteilung die Erbinformation verdoppelt, besteht jeder Chromosomenschenkel eine Weile lang aus 2 Chromatiden.
- ☐ e) Chromosomen bestehen immer aus 2 Chromatiden.

F0210 Prüfen Sie die folgenden Aussagen (1) bis (4):

Wasser…

1) macht deutlich mehr als die Hälfte unserer Körpermasse aus.
2) des menschlichen Körpers ist etwa zur Hälfte intrazellulär.
3) ist lebenswichtig, ohne Wasser stirbt der Mensch nach Tagen.
4) wird auch über Haut und Lunge abgegeben.

Nun kreuzen Sie die Aussagenkombination an, die **am besten zutrifft!**

- ☐ (a) nur 1) ist richtig
- ☐ (b) nur 1) und 4) sind richtig
- ☐ (c) nur 1), 2) und 4) sind richtig
- ☐ (d) nur 1), 3) und 4) sind richtig
- ☐ (e) alle Aussagen sind richtig

F0211 Prüfen Sie die folgenden Aussagen (1) bis (4):

Zu den Flüssigkeitsräumen des Menschen zählt/zählen ...

1) der Intravasalraum, der von Körperzellen gebildet wird.
2) der interstitielle Flüssigkeitsraum, der die Blutgefäße ausfüllt.
3) der transzelluläre Flüssigkeitsraum, der Hohlräume wie z.B. den Innenraum der Blase oder der Gelenkhöhlen umfasst.
4) auch die Lymphwege (z.B. Lymphkapillaren, Lymphknoten), deren Raum Teil des Interstitiums ist.

Nun kreuzen Sie die Aussagenkombination an, die **am besten zutrifft!**

- ☐ (a) nur 1) ist richtig
- ☐ (b) nur 1) und 2) sind richtig
- ☐ (c) nur 2) und 4) sind richtig
- ☐ (d) nur 3) und 4) sind richtig
- ☐ (e) alle Aussagen sind richtig

F0212 Welche Beschriftung muss bei (x) stehen?

Bitte kreuzen Sie die am besten passende Beschriftung an!

- ☐ a) Diffusion
- ☐ b) Osmose
- ☐ c) Perfusion

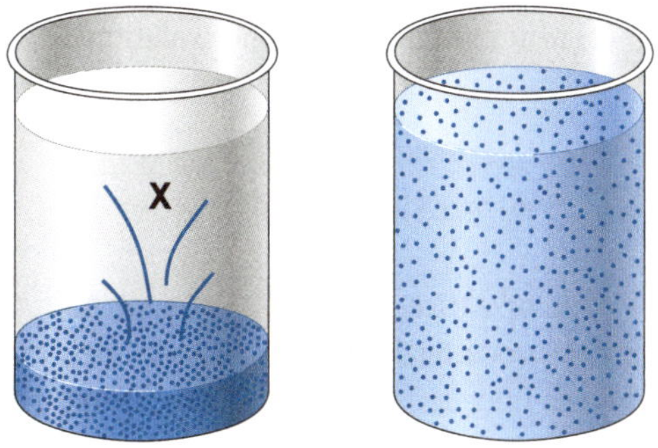

F0212

F0213 Ergänzen Sie den folgenden Satz:

Der Vorgang, bei der die in den Genen enthaltene Information der Zelle zugänglich gemacht wird, heißt ______________.

Kreuzen Sie das am **besten passende Wort** an, das die Lücke füllt!

- ☐ (a) Genexpression
- ☐ (b) Genetik
- ☐ (c) Gender

Fragen

F0214 Ergänzen Sie die folgenden Sätze:

Die drei Grundphänomene ______________ ________________ bilden die Eckpfeiler der Evolutionsbiologie.

Kreuzen Sie die am **besten passende Formulierung** an, die die Lücke füllt!

- ☐ (a) Permutation, Senetion und Isolation
- ☐ (b) Vatation, Sektion und Isation
- ☐ (c) Mutation, Selektion und Isolation

F0215 Prüfen Sie diese Aussage:

Die "Out of Africa-Hypothese" nimmt an, dass sich der moderne Mensch in Afrika entwickelt und dann über den ganzen Planeten ausgebreitet hat.

Diese Aussage ist

- ☐ a) richtig
- ☐ b) falsch

F0216 Prüfen Sie diese Aussage:

Als "therapeutisches Klonen" wird die Übertragung eines Zellkerns einer menschlichen Körperzelle in eine gespendete und entkernte Eizelle bezeichnet, um aus dem sich entwickelnden Blastozysten pluripotente Stammzellen gewinnen zu können.

Diese Aussage ist

- ☐ a) richtig
- ☐ b) falsch

KAPITEL

3 Gesundheit und Krankheit

F0301 Prüfen Sie diese Aussage:

Eine Krankheitsdisposition ist eine Bereitschaft für eine bestimmte Krankheit.

Diese Aussage ist

☐ a) richtig

☐ b) falsch

F0302 Prüfen Sie diese Aussage:

Männer haben eine etwa 7x höhere Krankheitsdisposition für die Gicht.

Diese Aussage ist

☐ a) richtig

☐ b) falsch

F0303 Kreuzen Sie die **eine falsche** Aussage an!

☐ a) Die Ätiologie ist die Lehre von den Krankheitsfolgen.

☐ b) Symptome sind Krankheitszeichen.

☐ c) Die Unterscheidung von Krankheiten mit ähnlichen Symptomen heißt Differenzialdiagnose.

☐ d) Die Vorhersage eines wahrscheinlichen Krankheitsverlaufes heißt Prognose.

☐ e) Komplikationen sind Zweiterkrankungen, die in einem engen zeitlichen oder ursächlichen Zusammenhang mit der ersten Erkrankung stehen.

F0304 Prüfen Sie die folgenden Aussagen (1) bis (4):

Bei der Prophylaxe …

1) handelt es sich um Maßnahmen zur Verhütung von Erkrankungen.
2) von Blutpfropfbildungen wird auch der Lungenembolie vorgebeugt.
3) von Stuhlverstopfung handelt es sich um Obstipationsprophylaxe.
4) nimmt die Mobilisation des Kranken eine hohe Bedeutung ein.

Nun kreuzen Sie die Aussagenkombination an, die **am besten zutrifft!**

☐ (a) nur 1) ist richtig

☐ (b) nur 1) und 4) sind richtig

☐ (c) nur 1), 3) und 4) sind richtig

☐ (d) nur 2), 3) und 4) sind richtig

☐ (e) alle Aussagen sind richtig

F0305 Prüfen Sie die folgenden Aussagen (1) bis (4):

Genetisch bedingte Erkrankungen ...

1) können Chromosomenaberrationen sein.
2) sind z.B. Trisomie 21 und die zystische Fibrose.
3) können als Einzelmutationen wie bei der Mukoviszidose auftreten.
4) können auch die DNA der Mitochondrien betreffen.

Nun kreuzen Sie die Aussagenkombination an, die **am besten zutrifft!**

- ☐ (a) nur 1) ist richtig
- ☐ (b) nur 1) und 4) sind richtig
- ☐ (c) nur 1), 3) und 4) sind richtig
- ☐ (d) nur 2), 3) und 4) sind richtig
- ☐ (e) alle Aussagen sind richtig

F0306 Kreuzen Sie die **eine falsche** Aussage an!

- ☐ a) Bei einem autosomal-dominanten Erbgang wird keine Generation "übersprungen".
- ☐ b) Bei einem autosomal-rezessiven Erbgang werden Generationen "übersprungen".
- ☐ c) Bei einem X-chromosomal-rezessiven Erbgang ist das Auftreten der Erkrankung abhängig vom Geschlecht.
- ☐ d) Bei der Vererbung der Bluterkrankheit können theoretisch auch Mädchen erkranken.
- ☐ e) Mitochondrial erbliche Krankheiten sind bedingt durch Mutationen der mitochondrialen DNA und somit nur über die Väter vererbbar.

F0307 Prüfen Sie die folgenden Aussagen (1) bis (4):

Das Risiko einer Organinsuffizienz ...

1) kann durch Hyperplasie oder Hypertrophie zunehmen.
2) bei Herzhypertrophie entsteht durch die Mangeldurchblutung des Herzens selbst.
3) am Herzen kann durch chronische Druckbelastung entstehen.
4) kann zu einer Ischämie führen.

Nun kreuzen Sie die Aussagenkombination an, die **am besten zutrifft!**

- ☐ (a) nur 1) ist richtig
- ☐ (b) nur 1) und 4) sind richtig
- ☐ (c) nur 1), 3) und 4) sind richtig
- ☐ (d) nur 2), 3) und 4) sind richtig
- ☐ (e) alle Aussagen sind richtig

F0308 Prüfen Sie die folgenden Aussagen (1) bis (4):

Zell- und Gewebeschäden ...

1) können von einem Zellhydrops bis zur Nekrose reichen.
2) können sowohl intra- als auch extrazelluläre Ablagerungen verursachen.
3) können auch bei Ödemen auftreten.
4) können bei Exsudaten und bei Transsudaten vermutet werden.

Nun kreuzen Sie die Aussagenkombination an, die **am besten zutrifft!**

- ☐ (a) nur 1) ist richtig
- ☐ (b) nur 1) und 4) sind richtig
- ☐ (c) nur 1), 3) und 4) sind richtig
- ☐ (d) nur 2), 3) und 4) sind richtig
- ☐ (e) alle Aussagen sind richtig

F0309 Kreuzen Sie die **eine falsche** Aussage an!

- ☐ a) Zu den Entzündungsmediatoren zählt auch Histamin.
- ☐ b) Zu den Entzündungsmediatoren zählen auch Prostaglandine.
- ☐ c) Zu den Entzündungsmediatoren zählt auch Bradykinin.
- ☐ d) Zu den Entzündungsmediatoren zählt auch C-reaktives Protein.
- ☐ e) Zu den Entzündungsmediatoren zählen auch UV-Strahlen.

F0310 Kreuzen Sie die **eine falsche** Aussage an!

- ☐ a) Gutartige Tumoren wachsen meist langsam.
- ☐ b) Gutartige Tumoren sind gegen die Umgebung niemals verschieblich.
- ☐ c) Bösartige Tumoren wachsen meist ohne Rücksicht auf Organgrenzen.
- ☐ d) Tumorzellen von bösartigen Tumoren sind häufig entdifferenziert.
- ☐ e) Die Basalmembran bei gutartigen Tumoren bleibt zumeist intakt.

F0311 Prüfen Sie die folgenden Aussagen (1) bis (4):

Metaplasie …

1) bezeichnet die Umwandlung eines differenzierten Gewebes in ein anderes differenziertes Gewebe.
2) ist z.B. die Umwandlung des Bronchialepithels in ein Plattenepithel.
3) kann Folge einer wiederholten Gewebeschädigung sein (z.B. Rauchen).
4) ist zwar grundsätzlich reversibel, birgt aber die Gefahr der Fehldifferenzierung und damit der bösartigen Entartung.

Nun kreuzen Sie die Aussagenkombination an, die **am besten zutrifft!**

- ☐ (a) nur 1), 2) und 3) sind richtig
- ☐ (b) nur 1), 3) und 4) sind richtig
- ☐ (c) nur 2), 3) und 4) sind richtig
- ☐ (d) nur 1), 3) und 4) sind richtig
- ☐ (e) alle Aussagen sind richtig

F0312 Kreuzen Sie die **eine falsche** Aussage an!

- ☐ a) Ein "Rezidiv" ist ein Rückfall.
- ☐ b) Ein "kompensierter" Defekt ist funktionell ausgeglichen.
- ☐ c) Viele degenerative Erkrankungen sind chronisch-progredient.
- ☐ d) Inapparent verlaufende Krankheiten sind niemals tödlich.
- ☐ e) Perakut verlaufende Krankheiten führen oft schnell zum Tod.

F0313 Prüfen Sie die folgenden Aussagen (1) bis (4):

Hirntod ist/kann sein, wer …

1) den Ausfall aller Hirnfunktionen aufweist.
2) wer mit kräftigen Schmerzreizen noch erweckbar ist.
3) Pupillenstarre, Atemstillstand und ein Null-Linien-EEG aufweist.
4) (zumeist nach Reanimation) stabile Herz-Kreislauf-Funktionen aufweist (also "warm" ist).

Nun kreuzen Sie die Aussagenkombination an, die **am besten zutrifft!**

- ☐ (a) nur 1) ist richtig
- ☐ (b) nur 1) und 4) sind richtig
- ☐ (c) nur 1), 2) und 4) sind richtig
- ☐ (d) nur 1), 3) und 4) sind richtig
- ☐ (e) alle Aussagen sind richtig

KAPITEL

4 Gewebe

F0401 Prüfen Sie diese Aussage:

Nach ihrer Entwicklungsgeschichte, Struktur und Funktion unterscheidet man vier Grundgewebe.

Diese Aussage ist
- ☐ a) richtig
- ☐ b) falsch

F0402 Prüfen Sie diese Aussage:

Epithelien besitzen keine eigenen Blut- und Lymphgefäße, sondern werden durch Diffusion von außen und vom darunter gelegenen Bindegewebe versorgt.

Diese Aussage ist
- ☐ a) richtig
- ☐ b) falsch

F0403 Kreuzen Sie die **eine falsche** Aussage an!

- ☐ a) Bösartige Tumoren des Epithels heißen Karzinome.
- ☐ b) Karzinome machen 80% aller bösartigen Tumoren aus.
- ☐ c) Auch Lipome sind eigentlich Karzinome.
- ☐ d) Am häufigsten sind die Plattenepithelkarzinome.
- ☐ e) Adenokarzinome sind Tumoren der Drüsenepithelien.

F0404 Kreuzen Sie die **eine falsche** Aussage an!

- ☐ a) Substanzen können leichter durch das Epithel, wenn Tight junctions benachbarte Zellmembranen verschmelzen.
- ☐ b) Beim einschichtigen Epithel haben alle Zellen Kontakt mit der Basalmembran.
- ☐ c) Unverhornte mehrschichtige Epithelien kleiden die Mundhöhle und die Vagina aus.
- ☐ d) Exokrine Drüsen geben ihr Sekret auf eine Oberfläche ab.
- ☐ e) Endokrine Drüsen geben ihr Sekret direkt ins Blut ab.

F0405 Prüfen Sie die folgenden Aussagen (1) bis (4):

Oberflächenepithelien …
1) bedecken innere und äußere Oberflächen.
2) mit Schleim bedeckt heißen "Schleimhaut".
3) können platte, isoprismatische oder hochprismatische Zellen aufweisen.
4) grenzen "unten" an die Basalmembran.

Nun kreuzen Sie die Aussagenkombination an, die **am besten zutrifft!**
- ☐ (a) nur 1) ist richtig
- ☐ (b) nur 1) und 4) sind richtig
- ☐ (c) nur 1), 3) und 4) sind richtig
- ☐ (d) nur 2), 3) und 4) sind richtig
- ☐ (e) alle Aussagen sind richtig

F0406 Prüfen Sie die folgenden Aussagen (1) bis (4):

Drüsen ...
1) können einzellig sein (z.B. eine einzelne Becherzelle der Darmschleimhaut).
2) können einen Ausführungsgang besitzen (z.B. die endokrine Schilddrüse).
3) können ihr Sekret direkt ins Blut abgeben (z.B. die exokrine Brustdrüse).
4) können Sekrete herstellen, die auf die Drüse selbst zurückwirken.

Nun kreuzen Sie die Aussagenkombination an, die **am besten zutrifft!**

- ☐ (a) nur 1) ist richtig
- ☐ (b) nur 1) und 4) sind richtig
- ☐ (c) nur 1), 3) und 4) sind richtig
- ☐ (d) nur 2), 3) und 4) sind richtig
- ☐ (e) alle Aussagen sind richtig

F0407 Prüfen Sie diese Aussage:

Hyaliner Knorpel ist im Körper ganz selten, nur in der Ohrmuschel, vorhanden.

Diese Aussage ist

- ☐ a) richtig
- ☐ b) falsch

F0408 Prüfen Sie diese Aussage:

Faserknorpel überzieht die Gelenkflächen.

Diese Aussage ist

- ☐ a) richtig
- ☐ b) falsch

F0409 Kreuzen Sie die **eine falsche** Aussage an!

- ☐ a) Elastischer Knorpel bildet Kehldeckel und Ohrmuschel.
- ☐ b) Knorpelgewebe weist in unterschiedlichen Mengen kollagene Fasern und elastische Fasernetze auf.
- ☐ c) Das Baufett dient auch zur Auspolsterung mechanisch beanspruchter Körperstellen.
- ☐ d) Das braune Fettgewebe dient der wärmefreien Zitterbildung.
- ☐ e) Die Farbe des braunen Fettgewebes ist durch eine große Mitochondriendichte bedingt.

F0410 Prüfen Sie die folgenden Aussagen (1) bis (4):

Knochengewebe ...
1) ist widerstandsfähig gegen Druck, Biegung und Torsion.
2) besitzt eine spezielle Interzellularsubstanz, die "Knochenmatrix" heißt.
3) enthält teilungsfähige Knochenzellen, die "Osteoblasten" genannt werden.
4) wird in "Lamellenknochen" und in "Geflechtknochen" eingeteilt.

Nun kreuzen Sie die Aussagenkombination an, die **am besten zutrifft!**

- ☐ (a) nur 1), 2) und 3) sind richtig
- ☐ (b) nur 1), 3) und 4) sind richtig
- ☐ (c) nur 2), 3) und 4) sind richtig
- ☐ (d) nur 1), 3) und 4) sind richtig
- ☐ (e) alle Aussagen sind richtig

Fragen

F0411 Prüfen Sie die folgenden Aussagen (1) bis (4):

Geflechtknochen ...

1) ist weniger stabil als Lamellenknochen.
2) ist das Knochengewebe des Neugeborenen.
3) entsteht vorübergehend bei der Knochenbruch-Heilung.
4) ist sehr gut belastbar und deshalb sehr weit verbreitet im erwachsenen Skelett.

Nun kreuzen Sie die Aussagenkombination an, die **am besten zutrifft!**

- ☐ (a) nur 1), 2) und 3) sind richtig
- ☐ (b) nur 1), 3) und 4) sind richtig
- ☐ (c) nur 2), 3) und 4) sind richtig
- ☐ (d) nur 1), 3) und 4) sind richtig
- ☐ (e) alle Aussagen sind richtig

F0412 Kreuzen Sie die **eine falsche** Aussage an!

- ☐ a) Spindelförmige Zellen mit mittelständigen Kernen sind typisch für glatte Muskulatur.
- ☐ b) In Skelettmuskelfasern sind die Zellkerne eher randständig.
- ☐ c) Glanzstreifen sind typisch für Herzmuskulatur.
- ☐ d) Herzmuskelgewebe ist sehr regenerationsfähig, überall sind Ersatzzellen.
- ☐ e) Wird ein Skelettmuskel nicht benutzt, verliert er an Masse, er "atrophiert".

F0413 Kreuzen Sie die **eine falsche** Aussage an!

- ☐ a) Alle Zellen des Nervensystems werden den Neuronen oder den Gliazellen zugeordnet.
- ☐ b) Axone sind efferente Fortsätze von Nervenzellen.
- ☐ c) Der Zellkörper einer Nervenzelle enthält niemals einen Zellkern.
- ☐ d) Synapsen können bestehen mit: Axonen, Zellkörpern, Dendriten und Zellen anderer Gewebe.
- ☐ e) Neuriten oder Axone sind dasselbe.

F0414 Prüfen Sie die folgenden Aussagen (1) bis (4):

Die Blut-Hirn-Schranke …

1) bildet eine Barriere zwischen Blut und Nervenzellen.
2) ist eine Leistung der Astrozyten.
3) ist für lipophile Stoffe leichter durchdringbar.
4) ist bei Fieber oder Hirnhautentzündung durchlässiger.

Nun kreuzen Sie die Aussagenkombination an, die **am besten zutrifft!**

- ☐ (a) nur 1) ist richtig
- ☐ (b) nur 1) und 4) sind richtig
- ☐ (c) nur 1), 2) und 4) sind richtig
- ☐ (d) nur 1), 3) und 4) sind richtig
- ☐ (e) alle Aussagen sind richtig

F0415 Welche Beschriftung muss bei (x) stehen?

Bitte kreuzen Sie die am besten passende Beschriftung an!

☐ a) Schwann-Zelle
☐ b) Ranvier-Schnürring
☐ c) Myelin

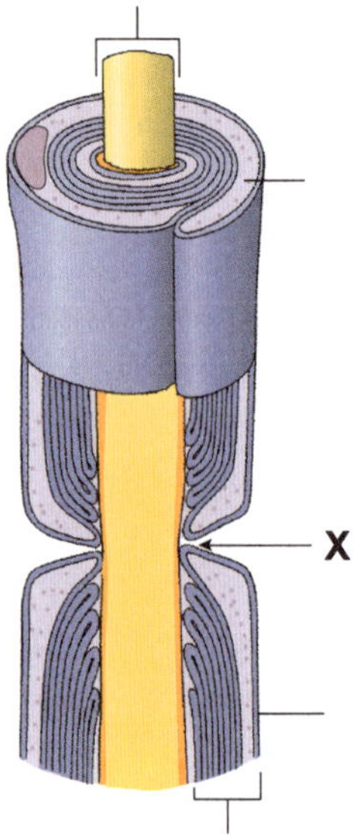

F0415

F0416 Prüfen Sie diese Aussage:

Zu den bildgebenden Verfahren in der Medizin zählen auch Verfahren, die kurzwellige elektromagnetische Wellen verwenden.

Diese Aussage ist
☐ a) richtig
☐ b) falsch

F0417 Kreuzen Sie die **eine falsche** Aussage an!

☐ a) Röntgenstrahlen werden vom durchstrahlten Gewebe abgeschwächt.
☐ b) Besonders gut werden im Röntgenbild Weichteilgewebe abgebildet.
☐ c) Bei der DSA wird erst ein Bild ohne Kontrastmittel erzeugt.
☐ d) Beim CT werden digitale Schnittbilder eines Körperabschnitts gemacht.
☐ e) Das CT-Verfahren ist sehr schnell und daher besonders im Notfall eine Hilfe.

F0418 Ergänzen Sie den folgenden Satz:

Die Strahlenbelastung durch ein Röntgenbild ist heute in der Regel nicht höher ist als die __________ Strahlenbelastung (durch Boden und Höhenstrahlung, Atemluft und Nahrung) in zehn Tagen oder die Belastung durch einen achtstündigen Interkontinentalflug.

Kreuzen Sie das am **besten passende Wort** an, das die Lücke füllt!
☐ (a) industrielle
☐ (b) nächtliche
☐ (c) ärztliche
☐ (d) natürliche
☐ (e) harmlose

F0419 Prüfen Sie die folgenden Aussagen (1) bis (4):

Beim MRI ...

1) hört man auch oft die Bezeichnung „Kernspin-Tomografie".
2) gibt es T1- und T2-gewichtete Bilder.
3) zeigen die T1-gewichteten Bilder wasserhaltige Strukturen wie z. B. Liquor oder Zysten.
4) zeigen die T2-gewichteten Bilder fetthaltige Strukturen wie z.B. Nervengewebe oder Knochen.

Nun kreuzen Sie die Aussagenkombination an, die **am besten zutrifft!**

- ☐ (a) nur 1) ist richtig
- ☐ (b) nur 1) und 2) sind richtig
- ☐ (c) nur 2), 3) und 4) sind richtig
- ☐ (d) nur 1) und 4) sind richtig
- ☐ (e) alle Aussagen sind richtig

F0420 Prüfen Sie die folgenden Aussagen (1) bis (4):

Beim MRI ...

1) werden als Kontrastmittel Gadolinium-Verbindungen verwendet.
2) zeigen die lauten Klopfgeräusche ein defektes Gerät an.
3) leiden mache Patienten an der Länge der Untersuchung.
4) müssen magnetisierbare Objekte wie z. B. Schmuck vom Patienten vor der Untersuchung abgelegt werden.

Nun kreuzen Sie die Aussagenkombination an, die **am besten zutrifft!**

- ☐ (a) nur 1) ist richtig
- ☐ (b) nur 1) und 2) sind richtig
- ☐ (c) nur 1), 2) und 4) sind richtig
- ☐ (d) nur 1), 3) und 4) sind richtig
- ☐ (e) alle Aussagen sind richtig

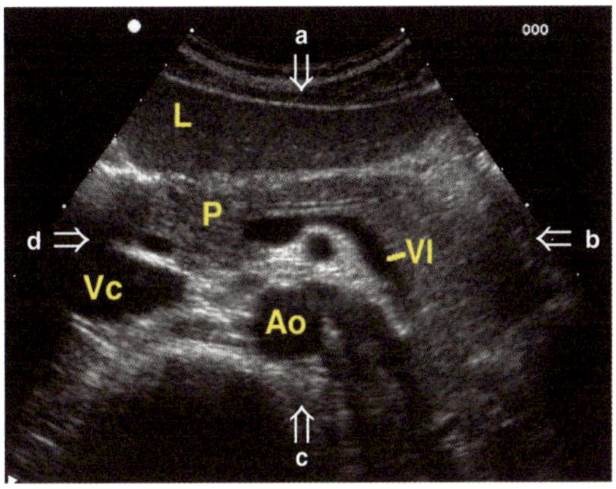

F0421

F0421 Von wo kommt in der Abbildung der Schall?

Bitte kreuzen Sie die am besten passende Beschriftung an!

- ☐ a) von oben im Bild
- ☐ b) von rechts im Bild
- ☐ c) von unten im Bild
- ☐ d) von links im Bild

KAPITEL

5 Knochen, Gelenke, Muskeln

F0501 Prüfen Sie diese Aussage:

Am Knochen kann ein Gefäß durch ein Foramen ziehen.

Diese Aussage ist

- ☐ a) richtig
- ☐ b) falsch

F0502 Kreuzen Sie die **eine falsche** Aussage an!

- ☐ a) Ein Teil der Ohrtrompete führt durch einen knöchernen Meatus.
- ☐ b) Die Fossa bezeichnet einen Gang.
- ☐ c) Im Schaftbereich sind Röhrenknochen hohl.
- ☐ d) Sesambeine sind kleine, in Muskelsehnen eingebettete Knochen.
- ☐ e) Wirbel sind irreguläre Knochen.

F0503 Kreuzen Sie die **eine falsche** Aussage an!

- ☐ a) Röhrenknochen weisen in der Mitte einen Schaft auf.
- ☐ b) Röhrenknochen weisen an den Enden die Epiphysen auf.
- ☐ c) Röhrenknochen weisen zwischen Dia- und Epiphyse die Metaphyse auf.
- ☐ d) Röhrenknochen sind vom vollkommen schmerzunempfindlichen Periost umhüllt.
- ☐ e) Röhrenknochen des Menschen weisen keine luftgefüllten Hohlräume auf.

F0504 Ergänzen Sie die folgenden Sätze:

Die ________________ stellt im Kindes- und Jugendalter die Zone des Längenwachstums des Knochens dar.

Kreuzen Sie das am **besten passende Wort** an, das die Lücke füllt!

- ☐ (a) Fontanellenfuge
- ☐ (b) Epiphysenfuge
- ☐ (c) Apophysenfuge

F0505 Kreuzen Sie die **eine falsche** Aussage an!

- ☐ a) Osteoblasten sind für den Abbau von Knochengewebe zuständig.
- ☐ b) Die Knochenmatrix enthält außer Fasern auch Kalziumverbindungen.
- ☐ c) Eingemauerte Osteoblasten heißen Osteozyten.
- ☐ d) Die Gegenspieler der Osteoblasten sind die Osteoklasten.
- ☐ e) Osteoblasten sind für den Aufbau von Knochengewebe zuständig.

F0506 Prüfen Sie die folgenden Aussagen (1) bis (4):

Die Ossifikation …

1) ist der Vorgang der Knochenbildung oder Verknöcherung.
2) startet in der Embryonalzeit vom embryonalen Bindegewebe aus.
3) kann direkt, im Bindegewebe ablaufen (desmale Ossifikation).
4) kann indirekt, unter Verwendung eines Knorpelmodels ablaufen (chondrale Ossifikation).

Nun kreuzen Sie die Aussagenkombination an, die **am besten zutrifft!**

- ☐ (a) nur 1), 2) und 3) sind richtig
- ☐ (b) nur 1), 2) und 4) sind richtig
- ☐ (c) nur 3) und 4) sind richtig
- ☐ (d) nur 1) und 2) sind richtig
- ☐ (e) alle Aussagen sind richtig

F0507 Kreuzen Sie die **eine falsche** Aussage an!

- ☐ a) Die Wachstumsgeschwindigkeit des Knochens hängt auch vom Wachstumshormon ab.
- ☐ b) Sexualhormone stoppen das Knochenwachstum abrupt.
- ☐ c) Die Epiphysenlinie ist die knöchern durchbaute ehemalige Epiphysenfuge.
- ☐ d) Der Schluss der Epiphysenfugen folgt einem genetischen Muster.
- ☐ e) Die Knochenentwicklung bei Mädchen läuft schneller als bei Jungen.

F0508 Prüfen Sie die folgenden Aussagen (1) bis (4):

Sichere Frakturzeichen sind …

1) Knochensplitter, die die Haut durchstoßen.
2) z.B. ein Oberschenkel, der in der Mitte rechtwinklig abknickt.
3) Schmerzen.
4) Schwellung und ein Bluterguss.

Nun kreuzen Sie die Aussagenkombination an, die **am besten zutrifft!**

- ☐ (a) nur 1) und 2) sind richtig
- ☐ (b) nur 3) und 4) sind richtig
- ☐ (c) nur 1), 3) und 4) sind richtig
- ☐ (d) nur 2) und 4) sind richtig
- ☐ (e) alle Aussagen sind richtig

F0509 Prüfen Sie die folgenden Aussagen (1) bis (4):

Die Frakturheilung ...

1) kann primär sein, wenn die Osteosynthese die Bruchstücke zusammenpresst.
2) ist bei gegeneinander beweglichen Bruchstücken nicht möglich.
3) geht bei Blut im Bruchspalt viel schneller als bei der primären Frakturheilung.
4) lässt einen knöchernen Kallus entstehen, wenn die primäre Frakturheilung nicht gelingt.

Nun kreuzen Sie die Aussagenkombination an, die **am besten zutrifft!**

- ☐ (a) nur 1) und 2) sind richtig
- ☐ (b) nur 3) und 4) sind richtig
- ☐ (c) nur 1), 3) und 4) sind richtig
- ☐ (d) nur 2) und 4) sind richtig
- ☐ (e) alle Aussagen sind richtig

F0510 Ergänzen Sie den folgenden Satz:

Erfolgt der knöcherne Durchbau einer Fraktur direkt, so spricht man von ____________ Frakturheilung.

Kreuzen Sie das am **besten passende Wort** an, das die Lücke füllt!

- ☐ (a) primärer
- ☐ (b) sekundärer
- ☐ (c) direkter

F0511 Ergänzen Sie den folgenden Satz:

Die häufigsten Gelenke des menschlichen Körpers sind die Diarthrosen (echte, freie Gelenke). Sie sind durch einen mit "Gelenkschmiere" (__________) gefüllten Gelenkspalt gekennzeichnet.

Kreuzen Sie das am **besten passende Wort** an, das die Lücke füllt!

- ☐ (a) Synovia
- ☐ (b) Periost
- ☐ (c) Chondron

F0512 Welche Beschriftung muss bei (x) stehen?

Bitte kreuzen Sie die **am besten passende Beschriftung** an!

- ☐ a) Periost
- ☐ b) Perichondrium
- ☐ c) Gelenkknorpel

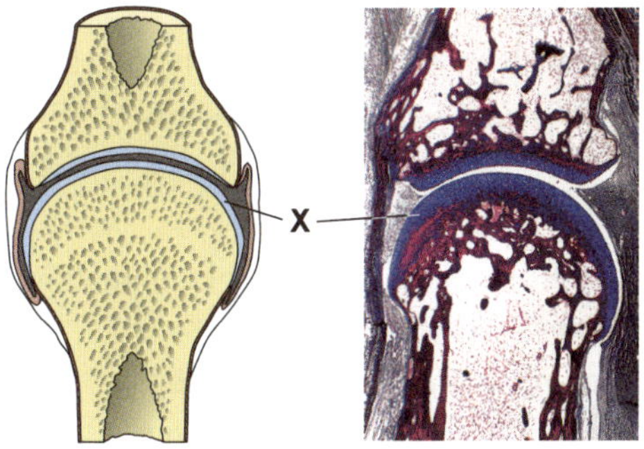

F0512

F0513 Ergänzen Sie den folgenden Satz:

Eigelenke besitzen zwei ____________.

Kreuzen Sie das am **besten passende Wort** an, das die Lücke füllt!

- ☐ (a) Bewegungsgrade
- ☐ (b) Freiheitsgrade
- ☐ (c) Freiachsen

F0514 Prüfen Sie diese Aussage:

Beim jungen gesunden Erwachsenen macht die Skelettmuskulatur etwa 10% der Körpermasse aus.

Diese Aussage ist

- ☐ a) richtig
- ☐ b) falsch

F0515 Prüfen Sie die folgenden Aussagen (1) bis (4):

Eine Muskelkontraktion ...

1) nach einer kurzen elektrischen Erregung wird als Zuckung bezeichnet.
2) kann durch Überlagerung vieler Einzelzuckungen entstehen.
3) wird als Atrophie bezeichnet, wenn es nicht mehr zu einer Muskelerschlaffung zwischen den Einzelzuckungen kommt.
4) der bewussten Bewegungssteuerung ist in der Regel eine (kurze) tetanische Kontraktion.

Nun kreuzen Sie die Aussagenkombination an, die **am besten zutrifft!**

- ☐ (a) nur 1), 2) und 3) sind richtig
- ☐ (b) nur 1), 2) und 4) sind richtig
- ☐ (c) nur 3) und 4) sind richtig
- ☐ (d) nur 1) und 2) sind richtig
- ☐ (e) alle Aussagen sind richtig

F0516 Prüfen Sie die folgenden Aussagen (1) bis (4):

Muskelatrophie …

1) kann Folge der Nichtbenutzung der Muskeln sein (Inaktivitätsatrophie).
2) kann Folge einer Nervendurchtrennung sein (neurogene Muskelatrophie).
3) ist reversibel, wenn es sich um eine neurogene Atrophie handelt.
4) ist nicht mehr reversibel, wenn es sich um eine Inaktivitätsatrophie handelt.

Nun kreuzen Sie die Aussagenkombination an, die **am besten zutrifft!**

- ☐ (a) nur 1), 2) und 3) sind richtig
- ☐ (b) nur 1), 2) und 4) sind richtig
- ☐ (c) nur 3) und 4) sind richtig
- ☐ (d) nur 1) und 2) sind richtig
- ☐ (e) alle Aussagen sind richtig

F0517 Prüfen Sie diese Aussage:

Die Osteoporose ist eine sehr seltene Krankheit, die aber lebensbedrohlich ist. Manche nennen sie auch die „stille Epilepsie".

Diese Aussage ist

- ☐ a) richtig
- ☐ b) falsch

F0518 Kreuzen Sie die eine falsche Aussage an!

- ☐ a) Etwa 13% der 60- bis 69-jährigen Frauen leiden an Osteoporose.
- ☐ b) Etwa 25% der 70- bis 79-jährigen Frauen leiden an Osteoporose.
- ☐ c) Etwa 3–5% der 60- bis 79-jährigen Männer leiden an Osteoporose.
- ☐ d) Knochenbrüche als Folge der Osteoporose sind sehr selten.
- ☐ e) Knochenbrüche als Folge der Osteoporose können Kompressionsfrakturen der Lendenwirbelsäule sein.

F0519 Ergänzen Sie die folgenden Sätze:

Dass bei der Osteoporose die Frauen in der Überzahl sind, hängt mit der hormonellen Umstellung nach der Menopause zusammen. _______ _______ ist das größte Risiko für die primäre Osteoporose. Körperliche Inaktivität ist ein weiterer Risikofaktor.

Kreuzen Sie das am **besten passende Wort** an, das die Lücke füllt!

- ☐ (a) Testosteronmangel
- ☐ (b) Östrogenmangel
- ☐ (c) Gestagenmangel
- ☐ (d) Eisenmangel
- ☐ (e) Vitaminmangel

Fragen

F0520 Prüfen Sie die folgenden Aussagen (1) bis (4):

Bei der sekundären Osteoporose ist bzw. sind Risikofaktoren ...

1) die Langzeitbehandlung mit Glukokortikoiden.
2) Schilddrüsen-Unterfunktion.
3) der Alkoholmissbrauch.
4) Diabetes mellitus und Tumoren.

Nun kreuzen Sie die Aussagenkombination an, die **am besten zutrifft!**

- ☐ (a) nur 1) ist richtig
- ☐ (b) nur 1) und 2) sind richtig
- ☐ (c) nur 1), 3) und 4) sind richtig
- ☐ (d) nur 2) und 4) sind richtig
- ☐ (e) alle Aussagen sind richtig

F0521 Prüfen Sie diesen Aussage:

Eine Osteoporose ist sehr häufig unter jungen Ballett-Tänzerinnen.

Diese Aussage ist

- ☐ a) richtig
- ☐ b) falsch

F0522 Prüfen Sie diese Aussage:

Eine gestörte Knochenbildung ist bei großen Mengen von Cola-Getränken über lange Zeit möglich, weil die dabei aufgenommenen Phosphate die Kalzium-Aufnahme in die Knochen verringert.

Diese Aussage ist

- ☐ a) richtig
- ☐ b) falsch

F0523 Prüfen Sie diesen Aussage:

Wenn in der Schwangerschaft die Mutter zu wenig Kalzium aufnimmt, kann dies die Knochenbildung des Kindes jahrelang beeinträchtigen.

Diese Aussage ist

- ☐ a) richtig
- ☐ b) falsch

F0524 Prüfen Sie diese Aussage:

Der Abbau der Peak Bone Mass beginnt in der Regel schon ab dem 15. Lebensjahr.

Diese Aussage ist

- ☐ a) richtig
- ☐ b) falsch

KAPITEL

6 Bewegungsapparat

6.1 Übersicht, Kopf und Rumpf

F0601 Prüfen Sie diese Aussage:

"Posterior" bedeutet quasi hinten.

Diese Aussage ist
- ☐ a) richtig
- ☐ b) falsch

F0602 Prüfen Sie diese Aussage:

Die Transversalachse steht senkrecht auf der Longitudinalachse und verläuft von links nach rechts.

Diese Aussage ist
- ☐ a) richtig
- ☐ b) falsch

F0603 Kreuzen Sie die **eine falsche** Aussage an!

- ☐ a) "dexter" bedeutet rechts.
- ☐ b) "cranial" oder "kranial" bedeutet kopfwärts.
- ☐ c) "ventral" ist das Gegenteil von "dorsal".
- ☐ d) "proximal" und "distal" werden gerne an den Extremitäten benutzt.
- ☐ e) "medial" bedeutet, etwas liegt genau auf der Medianebene.

F0604 Kreuzen Sie die **eine falsche** Aussage an!

- ☐ a) Zum Gesichtsschädel gehören das Os nasale und die Maxilla.
- ☐ b) Das Felsenbein bildet die Trennung zwischen mittlerer und hinterer Schädelgrube.
- ☐ c) Die Lamina cribrosa des Stirnbeins bildet das Dach der Nasennebenhöhle.
- ☐ d) Die Concha nasalis inferior ist ein eigenständiger Knochen.
- ☐ e) Die Sutura coronalis grenzt das Stirnbein von den beiden Scheitelbeinen ab.

F0605 Ergänzen Sie die folgenden Sätze:

Bei der Beobachtung des Säuglings gibt die Stirn-______________________ (grosse ______________) hilfreiche Hinweise auf den Zustand des Wasserhaushalts: Hat der kleine Organismus zu wenig Flüssigkeit, z. B. durch Wasserverlust bei Fieber, Erbrechen oder Durchfall, so ist die ______________ eingefallen. Bei ausgeglichenem Wasserhaushalt liegt sie im Hautniveau, und der Pulsschlag ist bei aufgelegtem Finger zu spüren. Eine vorgewölbte, gespannte ________________ kann auf einen erhöhten Hirndruck hinweisen, z. B. bei gestörtem Liquorabfluss.

Kreuzen Sie das am **besten passende Wort** an, das die Lücke füllt!
- ☐ (a) Fontanelle
- ☐ (b) Schädelnaht
- ☐ (c) Schädelhaut

F0606 Prüfen Sie die folgenden Aussagen (1) bis (4):

Bei den ersten beiden Halswirbeln ...
1) fehlt das Wirbelloch, das Foramen vertebrale.
2) hat der Axis einen in den Atlasring emporragenden Knochenzapfen.
3) sind Drehbewegungen zwischen Atlas und Axis möglich.
4) trägt der Atlas den Schädel.

Nun kreuzen Sie die Aussagenkombination an, die **am besten zutrifft!**
- ☐ (a) nur 1) ist richtig
- ☐ (b) nur 1) und 4) sind richtig
- ☐ (c) nur 1), 3) und 4) sind richtig
- ☐ (d) nur 2), 3) und 4) sind richtig
- ☐ (e) alle Aussagen sind richtig

6.2 Extremitäten

F0607 Prüfen Sie die folgenden Aussagen (1) bis (4):

Das Schultergelenk ...
1) ist ein von Muskeln geführtes Gelenk.
2) zeigt eine zu kleine Pfanne für einen zu grossen Gelenkkopf.
3) sollte möglichst lange ruhiggestellt werden, da es nach einer OP schnell eine Arthrose entwickelt.
4) ermöglicht durch den M. supraspinatus und den M. deltoideus eine Abduktion des Armes.

Nun kreuzen Sie die Aussagenkombination an, die **am besten zutrifft!**
- ☐ (a) nur 1) und 3) sind richtig
- ☐ (b) nur 2) und 3) sind richtig
- ☐ (c) nur 1), 2) und 4) sind richtig
- ☐ (d) nur 3) ist richtig
- ☐ (e) alle Aussagen sind richtig

F0608 Kreuzen Sie die **eine falsche** Aussage an!

- ☐ a) Im oberen und unteren Radio-Ulnar-Gelenk werden Unterarm und Hand um eine schräge Längsachse gedreht.
- ☐ b) Hält man die Hand wie eine Suppenschüssel, so nennt man diese Stellung Supination.
- ☐ c) Hält man die Hand wie beim Brotschneiden, dann nennt man diese Stellung Supination.
- ☐ d) Am distalen Ende ist der Radius verdickt und trägt die Gelenkfläche für die Handwurzelknochen.
- ☐ e) Die Ulna hat keinen direkten knöchernen Kontakt zur Hand.

F0609 Prüfen Sie die folgenden Aussagen (1) bis (4):

Durch den Karpaltunnel ziehen ...
1) die Sehnen der langen Fingerbeuger.
2) die Sehnen des M. flexor digitorum superficialis.
3) Äste des N. medianus.
4) alle Strecksehen der Handrückseite.

Nun kreuzen Sie die Aussagenkombination an, die **am besten zutrifft!**
- ☐ (a) nur 1) ist richtig
- ☐ (b) nur 1) und 2) sind richtig
- ☐ (c) nur 1), 2) und 3) sind richtig
- ☐ (d) nur 3) und 4) sind richtig
- ☐ (e) alle Aussagen sind richtig

F0610 Prüfen Sie die folgenden Aussagen (1) bis (4):

Beim Kniegelenk …

1) bilden der Meniscus lateralis und der Meniscus medialis gleitende Pfannen für den Femur.
2) verhindern die Kreuzbänder eine Knochenverschiebung nach vorne oder hinten.
3) ist nur in gestrecktem Zustand eine Innen- und Außenrotation möglich.
4) handelt es sich um ein reines Scharniergelenk, denn die Menisci sind praktisch unbeweglich.

Nun kreuzen Sie die Aussagenkombination an, die **am besten zutrifft!**

- ☐ (a) nur 1) und 2) sind richtig
- ☐ (b) nur 3) und 4) sind richtig
- ☐ (c) nur 1), 3) und 4) sind richtig
- ☐ (d) nur 2) und 4) sind richtig
- ☐ (e) alle Aussagen sind richtig

F0611 Ergänzen Sie den folgenden Satz:

Schätzungsweise jedes ____________ Neugeborene hat einen angeborenen Klumpfuß, wobei die Fehlbildung bei der Hälfte dieser Kinder doppelseitig auftritt.

Kreuzen Sie die am **besten passende Zahl** an, welche die Lücke füllt!

- ☐ (a) 1.000
- ☐ (b) 10.000
- ☐ (c) 100.000

KAPITEL

7 Haut

7.1 Anatomie und Physiologie der Haut

F0701 Prüfen Sie diese Aussage:

Die meisten Hautkrankheiten sind ein Zeichen mangelnder Hygiene.

Diese Aussage ist

- ☐ a) richtig
- ☐ b) falsch

F0702 Prüfen Sie diese Aussage:

Die Haut eines normalgewichtigen Erwachsenen ist etwa 1,5—2 m^2 gross.

Diese Aussage ist

- ☐ a) richtig
- ☐ b) falsch

F0703 Kreuzen Sie die **eine falsche** Aussage an!

- ☐ a) Unter der Oberhaut befindet sich die Unterhaut.
- ☐ b) Unter der Cutis befindet sich die Subcutis.
- ☐ c) Auf der Dermis befindet sich die Epidermis.
- ☐ d) Unter der Oberhaut befindet sich die Lederhaut.
- ☐ e) Auf dem Corium befindet sich die Epidermis.

F0704 Welche Beschriftung muss bei (x) stehen?

Bitte kreuzen Sie die am besten passende Beschriftung an!

- ☐ a) Körnerschicht + Hornschicht + Geflechtschicht
- ☐ b) Körnerschicht + Glanzschicht + Stachelzellschicht
- ☐ c) Körnerschicht + Stachelzellschicht + Basalzellschicht

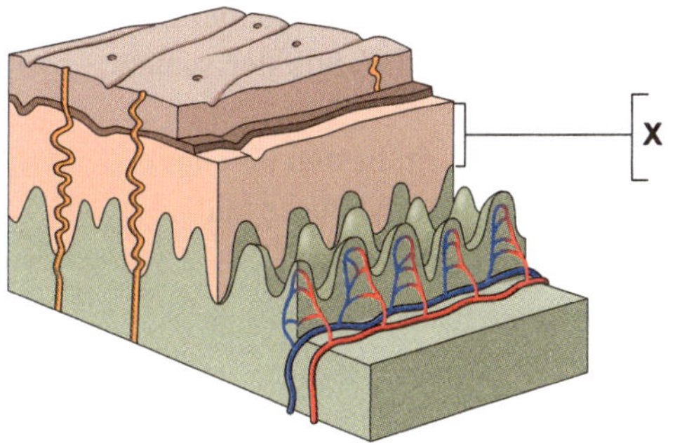

F0704

F0705 Ergänzen Sie die folgenden Sätze:

Die Oberhaut besteht aus einem mehrschichtigen verhornten Plattenepithel, das hauptsächlich aus kernhaltigen _______________ aufgebaut ist, die sich in Hornzellen (Korneozyten) umwandeln.

Kreuzen Sie das am **besten passende Wort** an, das die Lücke füllt!

- ☐ (a) Keratinozyten
- ☐ (b) Keratasezellen
- ☐ (c) Schleimzellen

F0706 Ergänzen Sie die folgenden Sätze:

In der Basal- und Stachelzellschicht findet man die ________ozyten, auch Pigmentzellen genannt. Sie produzieren ______in, ein Pigment, das der Haut seine Farbe verleiht und die tieferen Hautschichten vor UV-Strahlen schützt.

Kreuzen Sie das am **besten passende Wort oder Wortstück** an, das die Lücke füllt!

- ☐ (a) Melan
- ☐ (b) Langerhans
- ☐ (c) UV-Licht

F0707 Ergänzen Sie die folgenden Sätze:

Die Oberhaut und dabei insbesondere die Stachelzellschicht enthält auch dendritische Zellen, die hier auch als _____________-Zellen bezeichnet werden. Als antigenpräsentierende Zellen sorgen sie dafür, dass bei Eindringen z. B. von Infektionserregern rasch eine Immunantwort eingeleitet wird.

Kreuzen Sie das am **besten passende Wort** an, das die Lücke füllt!

- ☐ (a) Insel
- ☐ (b) Langerhans
- ☐ (c) Hornbilde

F0708 Prüfen Sie die folgenden Aussagen (1) bis (4):

Die Hautfarbe wird bestimmt durch …

1) die Art und Menge an Melanin, das von den Melanozyten gebildet wird.
2) die Menge des in der Haut eingelagerten gelb-orange-farbenen Karotins.
3) die Weite der Gefäße, insbesondere der kleinen Arterien.
4) zusätzliche Einlagerungen wie Farbstoffe oder Metalle.

Nun kreuzen Sie die Aussagenkombination an, die **am besten zutrifft!**

- ☐ (a) nur 1), 2) und 3) sind richtig
- ☐ (b) nur 1), 3) und 4) sind richtig
- ☐ (c) nur 2), 3) und 4) sind richtig
- ☐ (d) nur 1), 3) und 4) sind richtig
- ☐ (e) alle Aussagen sind richtig

F0709 Prüfen Sie diese Aussage:

Das komplette Fehlen von Melanin in Haut, Haaren und Augen wird als "Albinismus" bezeichnet. Es ist eine angeborene, autosomal-rezessive Stoffwechselstörung, die mit einer Häufigkeit von 1:20.000 gar nicht so selten ist.

Diese Aussage ist

- ☐ a) richtig
- ☐ b) falsch

F0710 Prüfen Sie diese Aussage:

Das subkutane Fettgewebe dient als Stoßpuffer, Kälteschutz, Hormonproduzent und Hormon- und Energiespeicher.

Diese Aussage ist

- ☐ a) richtig
- ☐ b) falsch

F0711 Prüfen Sie diese Aussage:

Intradermale Injektionen platzieren das zu injizierende Material in die Lederhaut oder sogar ins Epithel.

Diese Aussage ist
- ☐ a) richtig
- ☐ b) falsch

F0712 Prüfen Sie diese Aussage:

Eine subkutane Injektion ist dasselbe wie eine intramuskuläre Injektion.

Diese Aussage ist
- ☐ a) richtig
- ☐ b) falsch

F0713 Ergänzen Sie den folgenden Satz:

Die unterschiedliche Beschaffenheit der Unterhaut spielt z. B. bei der Ausprägung von Ödemen und Hämatomen (Blutergüssen) eine Rolle:
____________________ die Unterhaut, desto leichter breitet sich die Flüssigkeit aus.

Kreuzen Sie die am **besten passende Formulierung** an, welche die Lücke füllt!
- ☐ (a) Je lockerer und fettärmer
- ☐ (b) Je trockener und wärmer
- ☐ (c) Je fester und fettreicher

F0714 Kreuzen Sie die **eine falsche** Aussage an!

- ☐ a) Terminalhaare sind z.B. die Haare auf dem Kopf und im Bartbereich.
- ☐ b) Borstenhaare nennt man die Haare der Augenbrauen, Wimpern und an Körperöffnungen wie Nase und Ohr.
- ☐ c) Als Flaumhaare oder Lanugo-Haare kann man die Haare der Genitalregion und der Achselhöhle bezeichnen.
- ☐ d) Wollhaare oder Vellus-Haare sind feine, kaum sichtbare Körperhaare.

F0715 Prüfen Sie die folgenden Aussagen (1) bis (4):

Zu den Hautdrüsen zählen …
1) die kleinen Schweißdrüsen der behaarten und unbehaarten Haut.
2) die Talgdrüse der behaarten Haut.
3) die Brustdrüse, die Mamma.
4) die große Duftdrüse der behaarten Haut.

Nun kreuzen Sie die Aussagenkombination an, die **am besten zutrifft!**
- ☐ (a) nur 1) ist richtig
- ☐ (b) nur 1) und 4) sind richtig
- ☐ (c) nur 1), 2) und 4) sind richtig
- ☐ (d) nur 1), 3) und 4) sind richtig
- ☐ (e) alle Aussagen sind richtig

7.2 Hauterkrankungen

F0716 Prüfen Sie diese Aussage:

Die Macula ist im Niveau der Haut.

Diese Aussage ist
- ☐ a) richtig
- ☐ b) falsch

F0717 Prüfen Sie diese Aussage:

Die Papula ist eine Flüssigkeitsansammlung in der Epidermis oder der Dermis.

Diese Aussage ist

- ☐ a) richtig
- ☐ b) falsch

KAPITEL 8 Nervensystem

8.1 Funktion des Neurons

F0801 Welche Beschriftung muss bei (x) stehen?

Bitte kreuzen Sie die am **besten passende Beschriftung** an!

☐ a) Afferenzen
☐ b) Efferenz
☐ c) Axonhügel

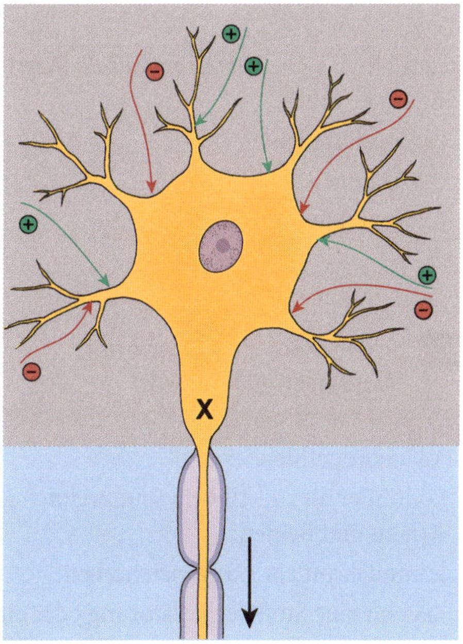

F0801

F0802 Prüfen Sie diese Aussage:

Eingehende Signale kann man als „efferente", ausgehende Signale als „afferente" Signale bezeichnen.

Diese Aussage ist
☐ a) richtig
☐ b) falsch

F0803 Ergänzen Sie den folgenden Satz:

Überschreitet das Potenzial am Zellkörper eine bestimmte Schwelle ("tritt das Wasser des Sees über die Ufer"), dann wird an der Ausgangsseite des Neurons, dem ____________, schlagartig ein Aktionspotenzial ausgelöst.

Kreuzen Sie das am **besten passende Wort** an, das die Lücke füllt!

☐ (a) Axonhügel
☐ (b) Dendriten
☐ (c) Perykaryon

F0804 Prüfen Sie diese Aussage:

Aktionspotenziale entstehen nach dem Alles-oder-Nichts-Prinzip und sind mit kurzen elektrischen Impulsen vergleichbar.

Diese Aussage ist
☐ a) richtig
☐ b) falsch

Fragen

F0805 Ergänzen Sie die folgenden Sätze:

Manche Synapsen lassen das Ruhepotenzial ansteigen (man spricht von ________________), andere senken es weiter ab (Hyperpolarisation). Die meisten Neuronen haben beide Typen von Synapsen auf ihrem Dendritenbaum, und fast immer werden beide Typen mehr oder weniger gleichzeitig aktiviert. Nur wenn der Effekt überwiegend in Richtung ______________ geht, kann es zur Auslösung eines Aktionspotenzials kommen. Solange das Nettomembranpotenzial noch nicht den Schwellenwert erreicht hat, spricht man vom Generatorpotenzial.

Kreuzen Sie das am **besten passende Wort** an, das die Lücke füllt!

- ☐ (a) Depolarisation
- ☐ (b) Repolarisation
- ☐ (c) Hypopolarisation

F0806 Prüfen Sie die folgenden Aussagen (1) bis (4):

Das Ruhepotenzial der Nervenzelle …

1) beruht auch auf der Tätigkeit der Natrium-Kalium-Pumpe.
2) ist negativ gegenüber der Umgebung der Nervenzelle.
3) ist trotz einer hohen Leitfähigkeit für Kalium-Ionen negativ.
4) beruht auch auf einer hohen Zahl von positiv geladenen Anionen in der Zelle.

Nun kreuzen Sie die Aussagenkombination an, die **am besten zutrifft!**

- ☐ (a) nur 1), 2) und 3) sind richtig
- ☐ (b) nur 2), 3) und 4) sind richtig
- ☐ (c) nur 1) und 2) sind richtig
- ☐ (d) nur 4) ist richtig
- ☐ (e) alle Aussagen sind richtig

F0807 Kreuzen Sie die **eine falsche** Aussage an!

- ☐ a) Die kontinuierliche Erregungsausbreitung findet sich in marklosen Axonen.
- ☐ b) Die saltatorische Erregungsausbreitung findet sich in markhaltigen Axonen.
- ☐ c) An den Ranvier´schen Schnürringen kommt es zu Ionenströmen.
- ☐ d) Je dicker das Axon und die Myelinscheide ist, desto schneller ist die Erregungsleitung.
- ☐ e) Nicht-myelinisierte Axone sind markhaltig, myelinisierte sind marklos.

F0808 Ergänzen Sie die folgenden Sätze:

Medikamente zur Lokalanästhesie (örtlichen Betäubung), z. B. Lidocain (Xylocain®), blockieren örtlich begrenzt die Na^+-Kanäle der Nervenzellmembran. Dadurch kann kein Na^+ mehr in die Zelle einströmen, sodass an der betroffenen Stelle keine ______________ entstehen und somit auch nicht weitergeleitet werden können. Die Nervenleitung ist unterbrochen.

Kreuzen Sie das am **besten passende Wort** an, das die Lücke füllt!

- ☐ (a) Myelinscheide
- ☐ (b) Aktionspotenziale
- ☐ (c) Generatorpotenzial

F0809 Prüfen Sie die folgenden Aussagen (1) bis (4):

Bei Polyneuropathien …

1) kommt es oft zu Kribbeln und Brennen an Armen und Beinen.
2) kommt es oft zur Gangunsicherheit.
3) liegt oft eine Stoffwechselstörung oder ein Vitaminmangel zugrunde.
4) kann unter Umständen eine strikte Blutzuckereinstellung das Fortschreiten des Leidens bremsen.

Nun kreuzen Sie die Aussagenkombination an, die **am besten zutrifft!**

- ☐ (a) nur 1) ist richtig
- ☐ (b) nur 1) und 4) sind richtig
- ☐ (c) nur 1), 2) und 4) sind richtig
- ☐ (d) nur 2), 3) und 4) sind richtig
- ☐ (e) alle Aussagen sind richtig

F0810 Ergänzen Sie den folgenden Satz:

Bei der ____________________ (auch Encephalomyelitis disseminata) handelt es sich nach heutigem Wissen um einen autoimmun bedingten Entzündungsprozess, bei dem sich T-Zellen gegen die Markscheiden in Gehirn und Rückenmark richten.

Kreuzen Sie die am **besten passende Formulierung** an, die die Lücke füllt!

- ☐ (a) Multiplen Sklerose
- ☐ (b) Polyneuropathie
- ☐ (c) Alkoholkrankheit

8.2 Zusammenarbeit von Neuronen

F0811 Prüfen Sie diese Aussage:

Eines der stärksten Nervengifte ist das Botulinustoxin ("Botox"), das durch das Bakterium Clostridium botulinum gebildet wird.

Diese Aussage ist

- ☐ a) richtig
- ☐ b) falsch

F0812 Ergänzen Sie die folgenden Sätze:

An einer chemischen Synapse bewirkt die Erregung mit Hilfe von __________ die Ausschüttung des im Ruhezustand in den synaptischen Bläschen gespeicherten Neurotransmitters in den synaptischen Spalt. Auf der postsynaptischen Membran befinden sich Rezeptoren, an die sich der Transmitter anheftet.

Kreuzen Sie das am **besten passende Wort** an, das die Lücke füllt!

- ☐ (a) Kalzium
- ☐ (b) Kalium
- ☐ (c) Natrium

F0813 Ergänzen Sie die folgenden Sätze:

Acetylcholin, GABA, Glutamat, Glycin und Katecholamine sind Beispiele für __________________.

Kreuzen Sie das am **besten passende Wort** an, das die Lücke füllt!

- ☐ (a) Hormone
- ☐ (b) Neurotransmitter
- ☐ (c) Giftstoffe

F0814 Prüfen Sie diese Aussage:

Das ZNS umfasst Gehirn und Knochenmark.

Diese Aussage ist

- ☐ a) richtig
- ☐ b) falsch

F0815 Kreuzen Sie die **eine falsche** Aussage an!

- ☐ a) Das somatische Nervensystem steuert die Arm- und Beinbewegungen.
- ☐ b) Das vegetative Nervensystem steuert die inneren Organe.
- ☐ c) Sinneseindrücke werden über das somatische Nervensystem geleitet.
- ☐ d) Die Herzfunktion wird vom vegetativen Nervensystem moduliert.
- ☐ e) Das vegetative Nervensystem unterliegt weitgehend unserem Willen, das somatische Nervensystem nicht.

F0816 Ergänzen Sie den folgenden Satz:

Nach der Funktion und der Art der Steuerung unterscheidet man das ____________________ oder willkürliche Nervensystem, das alle dem Bewusstsein und dem Willen unterworfenen Vorgänge (z. B. die Bewegung von Muskeln) steuert, und das autonome oder vegetative Nervensystem.

Kreuzen Sie das am **besten passende Wort** an, das die Lücke füllt!

- ☐ (a) autonome
- ☐ (b) somatische
- ☐ (c) somatomotorische
- ☐ (d) motorische
- ☐ (e) willentliche

F0817 Prüfen Sie die folgenden Aussagen (1) bis (4):

Die Rückenmarkssegmente ...

1) kann man an den Wirbeln abzählen.
2) erhalten im Halsbereich die Nummer des caudal folgenden Wirbels.
3) erhalten in Thorax und Lende die Nummer des proximalen Wirbels.
4) sind größer als die Zahl der freien Wirbel.

Nun kreuzen Sie die Aussagenkombination an, die **am besten zutrifft!**

- ☐ (a) nur 1) ist richtig
- ☐ (b) nur 1) und 4) sind richtig
- ☐ (c) nur 1), 3) und 4) sind richtig
- ☐ (d) nur 2), 3) und 4) sind richtig
- ☐ (e) alle Aussagen sind richtig

F0818 Welche Beschriftung muss bei (x) stehen?

Bitte kreuzen Sie die am besten passende Beschriftung an!

- ☐ a) vegetative Bahnen
- ☐ b) aufsteigende Bahnen
- ☐ c) Vorderstrangbahn

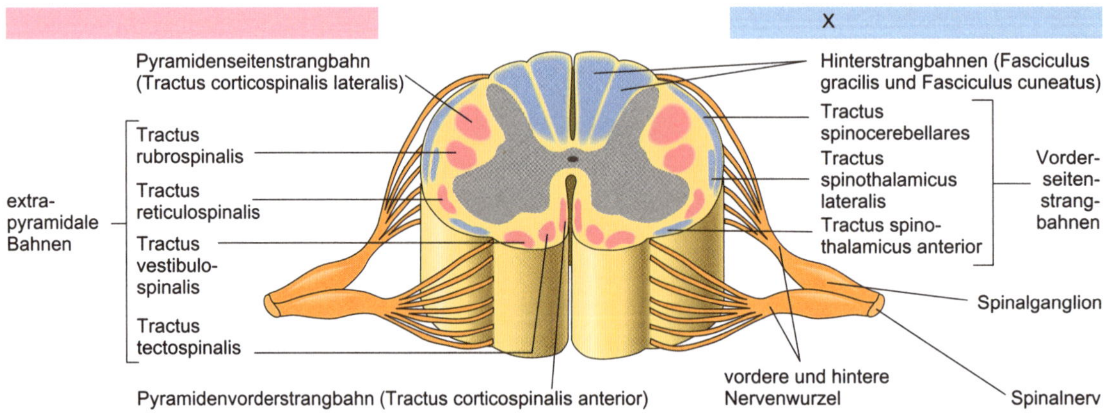

F0818

F0819 Prüfen Sie diese Aussage:

Die beiden lebenswichtigen Zentren Herz-Kreislauf- und Atemzentrum liegen recht schlecht geschützt ganz caudal im Gehirn, in der Medulla oblongata.

Diese Aussage ist
- ☐ a) richtig
- ☐ b) falsch

F0820 Kreuzen Sie die **eine falsche** Aussage an!

- ☐ a) Die Formatio reticularis ist von zentraler Bedeutung bei der Steuerung der Bewusstseinslage und des Wach-Schlaf-Rhythmus.
- ☐ b) Das Zwischenhirn reguliert die Grundspannung der Muskeln und stimmt Bewegungen aufeinander ab.
- ☐ c) Der Hypothalamus und die Epiphyse sind Teil des Diencephalon.
- ☐ d) Das Telencephalon oder Endhirn ist wesentlich für unser Tagesbewusstsein.
- ☐ e) Das limbische System ist wesentlich für Gefühle und Gedächtnis.

F0821 Ergänzen Sie die folgenden Sätze:

Leitsymptome von Hirntumoren sind zerebrale Krampfanfälle, (zunehmende) Kopfschmerzen und ____________________ wie etwa Interesselosigkeit oder Reizbarkeit. Einige Tumoren führen darüber hinaus zu lokalen Symptomen, die oft auf den Ort des Tumors hinweisen, z. B. Lähmungen.

Kreuzen Sie das am **besten passende Wort** an, das die Lücke füllt!
- ☐ (a) Bewusstseinserweiterungen
- ☐ (b) Persönlichkeitsverschiebungen
- ☐ (c) Personatransformationen
- ☐ (d) Persönlichkeitsveränderungen
- ☐ (e) Ichstörungen

F0822 Prüfen Sie die folgenden Aussagen (1) bis (4):

Die Pyramidenbahn ...
1) kreuzt zum großen Anteil in der Medulla oblongata.
2) schaltet im Balken zur Gegenseite.
3) wird durch die extrapyramidale Motorik für den Muskeltonus ergänzt.
4) umfasst auch den Tractus spinothalamicus posterius.

Nun kreuzen Sie die Aussagenkombination an, die **am besten zutrifft!**
- ☐ (a) nur 1) ist richtig
- ☐ (b) nur 1) und 3) sind richtig
- ☐ (c) nur 1), 3) und 4) sind richtig
- ☐ (d) nur 2) und 4) sind richtig
- ☐ (e) alle Aussagen sind richtig

F0823 **Welche Beschriftung muss bei (x) stehen?**

Bitte kreuzen Sie die am besten passende Beschriftung an!

- ☐ a) Wernicke-Sprachzentrum
- ☐ b) Broca-Sprachzentrum
- ☐ c) Hörzentrum

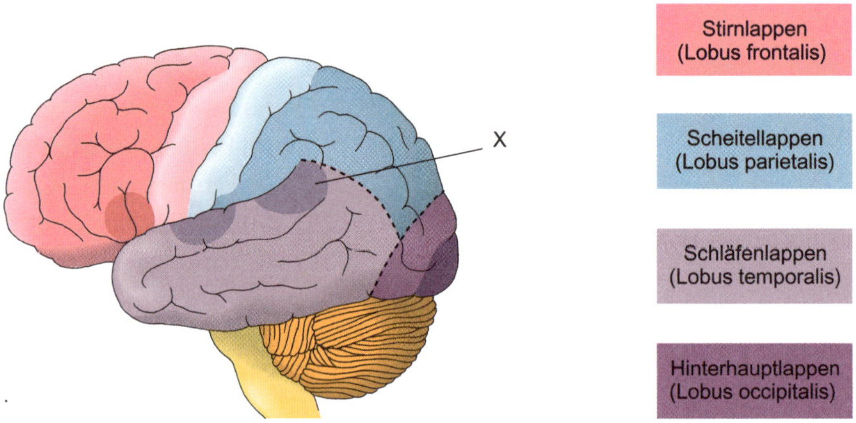

F0823

KAPITEL

9 Sensibilität und Sinne

9.1 Einführung

F0901 Prüfen Sie diese Aussage:

Sensibilität ist die Fähigkeit, Reize aus der Umwelt oder dem Körperinneren über einzelne Sinneszellen oder ganze Sinnesorgane wahrzunehmen.

Diese Aussage ist
- ☐ a) richtig
- ☐ b) falsch

F0902 Prüfen Sie diese Aussage:

Jede Sekunde treffen im ZNS ca. 1 Milliarde Informationseinheiten (1 Gigabit) von den Rezeptoren ein. Diese Fülle wird im Calcaneus gefiltert.

Diese Aussage ist
- ☐ a) richtig
- ☐ b) falsch

F0903 Prüfen Sie die folgenden Aussagen (1) bis (4):

Bei der Reizverarbeitung ...
1) werden schon im Knochenmark Reflexe beantwortet.
2) werden im Thalamus viele Nachrichten ausgefiltert.
3) kommen Nachrichten nur zu Bewusstsein, wenn sie im Thalamus geschaltet haben.
4) ist die periphere Afferenz das erste Glied der Kette.

Nun kreuzen Sie die Aussagenkombination an, die **am besten zutrifft!**
- ☐ (a) nur 1) ist richtig
- ☐ (b) nur 1) und 4) sind richtig
- ☐ (c) nur 1), 3) und 4) sind richtig
- ☐ (d) nur 2), 3) und 4) sind richtig
- ☐ (e) alle Aussagen sind richtig

9.2 Hautsensibilität und Schmerz

F0904 Prüfen Sie diese Aussage:

Druck, Berührung und Vibration sind mechanische Sinnesqualitäten.

Diese Aussage ist
- ☐ a) richtig
- ☐ b) falsch

F0905 Prüfen Sie diese Aussage:

Manche Thermorezeptoren werden auch durch sehr hohe oder sehr niedrige Temperaturen aktiviert, was als "paradoxe Reaktion" bezeichnet wird.

Diese Aussage ist
- ☐ a) richtig
- ☐ b) falsch

F0906 Ergänzen Sie den folgenden Satz:

Rührt die Schmerzempfindung von der Haut, dem Bewegungsapparat oder dem Bindegewebe her, spricht man vom ____________ Schmerz.

Kreuzen Sie das am **besten passende Wort** an, das die Lücke füllt!

☐ (a) somatischen
☐ (b) vegetativen
☐ (c) autonomen

F0907 Prüfen Sie die folgenden Aussagen (1) bis (4):

Schmerzen …

1) können als Oberflächenschmerz "hell" und gut definiert sein.
2) können als Oberflächenschmerz "dumpf" und schlecht definiert sein.
3) können auch durch Schäden der Nerven selbst entstehen.
4) können aus den Eingeweiden auf die Haut übertragen werden.

Nun kreuzen Sie die Aussagenkombination an, die **am besten zutrifft!**

☐ (a) nur 1), 2) und 3) sind richtig
☐ (b) nur 1), 3) und 4) sind richtig
☐ (c) nur 2), 3) und 4) sind richtig
☐ (d) nur 1), 3) und 4) sind richtig
☐ (e) alle Aussagen sind richtig

F0908 Kreuzen Sie die **eine falsche** Aussage an!

☐ a) Nicht-Opioid-Analgetika wirken in erster Linie zentral, am Cortex.
☐ b) Durch Hemmung des Enzyms Cyklooxygenase (COX) wirken viele periphere Analgetika.
☐ c) COX-Inhibitoren senken die Bildung der schmerzvermittelnden Prostaglandine, was auch die schützende Wirkung dieser Stoffe (z.B. vor Magenblutungen) aufheben kann.
☐ d) Metamizol ist ein potentes Schmerzmittel, das sich jedoch negativ auf die Blutbildung auswirken kann.
☐ e) Das älteste Mittel unter den COX-Hemmern ist die Azetylsalizylsäure, die auch die Aggregation der Thrombozyten hemmt.

9.3 Riechen und Schmecken

F0909 Prüfen Sie die folgenden Aussagen (1) bis (4):

Beim Geruchssinn …

1) liegen die Sinneszellen in der Schleimhaut.
2) erreichen periphere Sinneszellfortsätze den Schleim auf der Mukosa.
3) gelangen zentrale Fortsätze der Sinneszellen ins Gehirn.
4) umgeben spezialisierte Stützzellen die Sinneszellen.

Nun kreuzen Sie die Aussagenkombination an, die **am besten zutrifft!**

☐ (a) nur 1) und 3) sind richtig
☐ (b) nur 1) und 2) sind richtig
☐ (c) nur 1), 2) und 4) sind richtig
☐ (d) nur 2), 3) und 4) sind richtig
☐ (e) alle Aussagen sind richtig

F0910 Prüfen Sie die folgenden Aussagen (1) bis (4):

Beim Geschmackssinn …

1) liegen die Sinneszellen in der Schleimhaut.
2) haben die Sinneszellen Kontakt zu peripheren Nervenfasern.
3) gelangen zentrale Fortsätze der Sinneszellen ins Gehirn.
4) umgeben spezialisierte Stützzellen die Sinneszellen.

Nun kreuzen Sie die Aussagenkombination an, die **am besten zutrifft!**

- ☐ (a) nur 1) und 3) sind richtig
- ☐ (b) nur 1) und 2) sind richtig
- ☐ (c) nur 1), 2) und 4) sind richtig
- ☐ (d) nur 2), 3) und 4) sind richtig
- ☐ (e) alle Aussagen sind richtig

F0911 Prüfen Sie die folgenden Aussagen (1) bis (4):

Die Riechbahn …

1) beginnt mit den sekundären Nervenzellen des 2. Neurons in der Mukosa.
2) hat direkte Verschaltungen zum limbischen System.
3) hat direkten Zugang zu Gefühlen, Stimmungen und Erinnerungen.
4) führt erst am Ende zum Thalamus und zum Bewusstsein.

Nun kreuzen Sie die Aussagenkombination an, die **am besten zutrifft!**

- ☐ (a) nur 1) ist richtig
- ☐ (b) nur 1) und 2) sind richtig
- ☐ (c) nur 1), 2) und 4) sind richtig
- ☐ (d) nur 2), 3) und 4) sind richtig
- ☐ (e) alle Aussagen sind richtig

9.4 Sehen und Hören

F0912 Ergänzen Sie den folgenden Satz:

Der Winkel, den Iris und Hornhaut einschließen, heißt Kammerwinkel. In diesem Bereich zwischen Leder- und Hornhaut liegen kleine Spalträume, über die das Kammerwasser des Auges in einen ringförmigen Kanal, den Schlemm-Kanal, und dann in das __________ abfließt.

Kreuzen Sie die am **besten passende Formulierung** an, die die Lücke füllt!

- ☐ (a) arterielle Blut
- ☐ (b) venöse Blut
- ☐ (c) lymphatische System

F0913 Prüfen Sie die folgenden Aussagen (1) bis (4):

Beim Glaukom …

1) handelt es sich um den grauen Star.
2) liegt der Augeninnendruck zwischen 5 und 15 mmHG.
3) kann es zu einer Schädigung des N. opticus kommen.
4) ist der Augeninnendruck erhöht.

Nun kreuzen Sie die Aussagenkombination an, die **am besten zutrifft!**

- ☐ (a) nur 1) ist richtig
- ☐ (b) nur 2) ist richtig
- ☐ (c) nur 1), 2) und 4) sind richtig
- ☐ (d) nur 3) und 4) sind richtig
- ☐ (e) alle Aussagen sind richtig

F0914 Kreuzen Sie die eine falsche Aussage an!

- ☐ a) Die Stelle des schärfsten Sehens ist die Sehgrube.
- ☐ b) Der blinde Fleck weist keine Fotorezeptoren auf.
- ☐ c) Die Makula lutea ist der gelbe Fleck.
- ☐ d) Mit Stäbchen kann man in der Dämmerung sehen.
- ☐ e) Mit Zäpfchen kann man Farben im Hellen sehen.

F0915 Ergänzen Sie den folgenden Satz:

Die lichtbrechenden Medien des Auges sind ___________________________.

Kreuzen Sie die am **besten passende Formulierung** an, die die Lücke füllt!

- ☐ (a) Hornhaut und Linse
- ☐ (b) Linse und Glaskörper
- ☐ (c) Hornhaut, Kammerwasser, Linse und Glaskörper

F0916 Prüfen Sie diese Aussagen:

Je näher der Punkt des Scharf-Sehens dem Auge ist, desto größer ist seine Brechkraft.

Diese Aussage ist
- ☐ a) richtig
- ☐ b) falsch

F0917 Prüfen Sie diese Aussage:

Über die Sehstrahlung erreichen Nervenimpulse aus dem linken Auge die primäre Sehrinde der rechten und der linken Hirnhälfte.

Diese Aussage ist
- ☐ a) richtig
- ☐ b) falsch

F0918 Prüfen Sie diese Aussage:

Cerumen sollte weiß oder hell sein. Ist es bräunlich-dunkel, sollte es sofort und energisch mit einem Wattestäbchen entfernt werden.

Diese Aussage ist
- ☐ a) richtig
- ☐ b) falsch

F0919 Prüfen Sie diese Aussage:

Im Mittelohr sitz die "Fußplatte" des Steigbügels im ovalen Fenster.

Diese Aussage ist
- ☐ a) richtig
- ☐ b) falsch

F0920 Prüfen Sie diese Aussage:

Wird im Alter ein Hörgerät benötigt, ist es wichtig, das Gerät möglichst ständig zu tragen, dass das Gehirn sich wieder an die vielen Geräusche nach Jahren der Schwerhörigkeit gewöhnen kann.

Diese Aussage ist
- ☐ a) richtig
- ☐ b) falsch

F0921 Prüfen Sie diese Aussage:

Je höher der Ton, desto mehr Energie wird transportiert.

Diese Aussage ist
- ☐ a) richtig
- ☐ b) falsch

F0922 Prüfen Sie diese Aussage:

Durch Training kann man lernen, Lärm besser auszuhalten, denn so wird auch die schädliche Wirkung des Lärms auf den Körper weniger, was man "Abhärtung" nennt.

Diese Aussage ist
- ☐ a) richtig
- ☐ b) falsch

KAPITEL

10 Psychiatrie

F1001 Prüfen Sie diese Aussage:

Die Psychiatrie ist das Fachgebiet der Medizin, das sich mit Vorbeugung, Erkennung und Behandlung psychischer Krankheiten einschließlich der Rehabilitation des psychisch Kranken befasst.

Diese Aussage ist

- ☐ a) richtig
- ☐ b) falsch

F1002 Prüfen Sie diese Aussage:

Organische psychische Störungen entstehen als Folge körperlicher Erkrankungen (z. B. Schädelverletzung oder Tumor).

Diese Aussage ist

- ☐ a) richtig
- ☐ b) falsch

F1003 Kreuzen Sie die **eine falsche** Aussage an!

- ☐ a) Bei der exogenen Psychose handelt es sich um ein organisches Psychosyndrom.
- ☐ b) Bei akuten psychischen Störungen liegt oft eine behandelbare Ursache zugrunde.
- ☐ c) Bei chronischen psychischen Störungen kann man sich Zeit lassen mit der Therapie, weil oft keine behandelbare Ursache zugrunde liegt.
- ☐ d) Typische Zeichen einer chronischen organischen Störung sind Veränderungen der Persönlichkeit und fortschreitender Verlust geistiger Fähigkeiten.
- ☐ e) Bei chronischen organischen Psychosyndromen ist die Strukturierung des Tagesablaufs oft eine wichtige therapeutische Massnahme.

F1004 Kreuzen Sie die **eine falsche** Aussage an!

- ☐ a) Etwa 1 % der Bevölkerung erkrankt im Lauf des Lebens an einer Schizophrenie.
- ☐ b) Die Ersterkrankung an einer Schizophrenie liegt oft zwischen dem 20. und 30. Lebensjahr.
- ☐ c) Schizophrenien sind weltweit zu beobachten, selbst bei Naturvölkern — sie sind keine zivilisationsbedingten Erkrankungen.
- ☐ d) Schizophrene Erlebnisweisen sind so ungewöhnlich, dass man sie kaum mitteilen oder nachvollziehen kann. Nach einem möglicherweise Jahre dauernden Prodromalstadium mit unspezifischen Symptomen (z. B. Rückzug, Leistungsknick, Ängsten, Konzentrationsstörungen) kommt es zu den typischen Symptomen.
- ☐ e) Typische Symptome der Schizophrenie betreffen in der Akutphase das Denken, die Wahrnehmung und das Ich-Erleben, während die Gefühlswelt des Patienten gelassen und angstfrei ist.

F1005 Ergänzen Sie die folgenden Sätze:

Eine typische Denkstörung bei einer akuten Schizophrenie wird als ________ bezeichnet: "Der Nachbar saugt telepathisch meine Gedanken ab".

Kreuzen Sie das am **besten passende Wort** an, das die Lücke füllt!

- ☐ (a) Gedankenentzug
- ☐ (b) Verwirrung
- ☐ (c) Stupor

F1006 Ergänzen Sie die folgenden Sätze:

Als ________ oder paradoxer Affekt wird das "Nichtzueinanderpassen" von Erlebnis und dazugehörigem Gefühl bezeichnet. Der akut schizophrene Patient berichtet z. B. lächelnd von grauenhaften oder traurigen Erfahrungen.

Kreuzen Sie das am **besten passende Wort** an, das die Lücke füllt!

- ☐ (a) Gedankenentzug
- ☐ (b) Stupor
- ☐ (c) Parathymie

F1007 Ergänzen Sie die folgenden Sätze:

Die Schizophrenie geht mit einer Dysfunktion des _________-Systems einher, wobei eine Überfunktion in dem einen (u. a. Thalamus) und eine Unterfunktion in dem anderen Gehirngebiet (u. a. frontale Großhirnrinde) besteht.

Kreuzen Sie das am **besten passende Wort** an, das die Lücke füllt!

- ☐ (a) Dopamin
- ☐ (b) Neuramin
- ☐ (c) Relaxin

F1008 Prüfen Sie diese Aussagen:

Eine Manie kann in eine Depression umschlagen.

Diese Aussage ist

- ☐ a) richtig
- ☐ b) falsch

F1009 Prüfen Sie die folgenden Aussagen (1) bis (4):

Angst- und Zwangs-Störungen …

1) können mit Wahnbildung verbunden sein.
2) sind häufige Störungen (bei bis zu jedem Zehnten).
3) werden häufig mit Psychotherapie behandelt.
4) werden häufig mit Psychopharmaka behandelt.

Nun kreuzen Sie die Aussagenkombination an, die **am besten zutrifft!**

- ☐ (a) nur 1), 2) und 3) sind richtig
- ☐ (b) nur 1), 3) und 4) sind richtig
- ☐ (c) nur 2), 3) und 4) sind richtig
- ☐ (d) nur 1), 3) und 4) sind richtig
- ☐ (e) alle Aussagen sind richtig

F1010 Prüfen Sie diese Aussagen:

Auch lange nach einem Trauma kann eine psychiatrische Erkrankung auftreten und das Leben des Traumatisierten schwer beeinträchtigen.

Diese Aussage ist

- ☐ a) richtig
- ☐ b) falsch

F1011 Ergänzen Sie den folgenden Satz:

Craving, Kontrollverlust zu Beginn, während und nach dem Konsum sowie Toleranzentwicklung sind typische Zeichen ___________.

Kreuzen Sie das am **besten passende Wort** an, das die Lücke füllt!

- ☐ (a) der Sucht
- ☐ (b) des Hungers
- ☐ (c) der Diät

F1012 Prüfen Sie diese Aussagen:

Vollendete Suizide werden zu 60% von psychisch Kranken, Alkohol- oder Drogenabhängigen begangen.

Diese Aussage ist

- ☐ a) richtig
- ☐ b) falsch

F1013 Prüfen Sie die folgenden Aussagen (1) bis (4):

Beim Alkohol liegt die tolerierbare Tagesdosis bei …

1) zwei Flaschen Wein zum Abendessen für zwei.
2) einem Kasten Bier zum Wochenende pro Mann.
3) bei drei Gläsern Sekt auf der Betriebsfeier.
4) bei 20–24g Alkohol für Männer und bei 10–12g für Frauen.

Nun kreuzen Sie die Aussagenkombination an, die **am besten zutrifft!**

- ☐ (a) nur 1) ist richtig
- ☐ (b) nur 1), 2) und 3) sind richtig
- ☐ (c) nur 3) ist richtig
- ☐ (d) nur 4) ist richtig
- ☐ (e) alle Aussagen sind richtig

KAPITEL

11 Hormonsystem

11.1 Einführung

F1101 Prüfen Sie diese Aussage:

Hormone erreichen ihr Ziel auf endokrinem, parakrinem und autokrinem Wege.

Diese Aussage ist
- ☐ a) richtig
- ☐ b) falsch

F1102 Prüfen Sie diese Aussage:

Hormone können auch auf die hormonproduzierende Zelle selbst zurückwirken.

Diese Aussage ist
- ☐ a) richtig
- ☐ b) falsch

F1103 Kreuzen Sie die **eine falsche** Aussage an!

- ☐ a) Oxytocin und ADH haben auch Einfluss auf das Lernen.
- ☐ b) Nervenzellen können keine Hormone produzieren.
- ☐ c) Es gibt fließende Übergänge zwischen Hormonen und Neurotransmittern.
- ☐ d) Endokrine Drüsen sind hormonproduzierende Drüsen.
- ☐ e) Glanduläre Hormone sind Hormone der endokrinen Drüsen.

F1104 Kreuzen Sie die **eine falsche** Aussage an!

- ☐ a) Ein Peptidhormon ist z.B. das Thyroxin der Schilddrüse.
- ☐ b) Ein Aminosäureabkömmling ist z.B. das Adrenalin der Nebenniere.
- ☐ c) Ein Steroidhormon ist z.B. das Aldosteron der Nebenniere.
- ☐ d) Ein Arachidonsäure-Abkömmling ist z.B. das Prostaglandin.
- ☐ e) Ein Peptidhormon ist z.B. das Insulin der Bauchspeicheldrüse.

F1105 Ergänzen Sie die folgenden Sätze:

Bestimmte Medikamente blockieren Hormonrezeptoren, sodass das physiologische Hormon nicht mehr andocken kann und unwirksam wird. Das ist einer der Mechanismen der sog. ______________, z.B. zur Behandlung von Tumoren, deren Wachstum durch Hormone stimuliert wird. Wachstum und Ausbreitung des Brustkrebses etwa werden sehr häufig durch die weiblichen Geschlechtshormone, die Östrogene, gefördert.

Kreuzen Sie das am **besten passende Wort** an, das die Lücke füllt!
- ☐ (a) Antidote
- ☐ (b) Antihormone
- ☐ (c) Gegengifte

F1106 Prüfen Sie die folgenden Aussagen (1) bis (4):

Hormonrezeptoren …

1) können für Adrenalin mal eine Gefäßerweiterung, mal eine Gefäßverengung bewirken.
2) können intrazellulär sein.
3) sind für Insulin in der Zellmembran lokalisiert.
4) können das Ablesen der DNA beeinflussen.

Nun kreuzen Sie die Aussagenkombination an, die **am besten zutrifft!**

☐ (a) nur 1) ist richtig
☐ (b) nur 1) und 4) sind richtig
☐ (c) nur 1), 3) und 4) sind richtig
☐ (d) nur 2), 3) und 4) sind richtig
☐ (e) alle Aussagen sind richtig

11.2 Hypothalamus und Hypophyse

F1107 Welche Beschriftung muss bei (x) stehen?

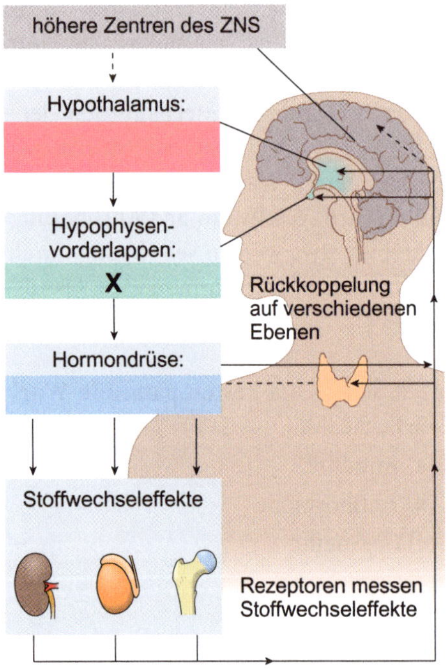

F1107

Bitte kreuzen Sie die am besten passende Beschriftung an!

☐ a) Releasing-Hormone
☐ b) Inhibiting-Hormone
☐ c) Glandotrope Hormone

F1108 Prüfen Sie diese Aussage:

Die Adenohypophyse produziert Hormone, wenn Releasing-Hormone des Hypothalamus ihr "Befehle" dafür geben.

Diese Aussage ist
☐ a) richtig
☐ b) falsch

F1109 Prüfen Sie diese Aussage:

Eine negative Rückkopplung bedeutet, dass z.B. sinkende Bluthormonwerte eine Erhöhung der hormonproduzierenden Drüsen bewirken.

Diese Aussage ist
☐ a) richtig
☐ b) falsch

F1110 Ergänzen Sie den folgenden Satz:

Bei ADH-Mangel in Hypothalamus und Leber kommt es zum ______________ insipidus mit überschießender Urinproduktion (Polyurie = viel Urin) und als Folge des Flüssigkeitsverlustes zu starkem Durst (Polydipsie = viel trinken).

Kreuzen Sie das am **besten passende Wort** an, das die Lücke füllt!

☐ (a) Diabetes
☐ (b) Dialyse
☐ (c) Diaphanie

Fragen

11.3 Weitere Hormone und Hormondrüsen

F1111 Prüfen Sie die folgenden Aussagen (1) bis (4):

Die Schilddrüse …

1) produziert auch ein Hormon, das den Kalzium-Stoffwechsel beeinflusst.
2) produziert die Hormone T3 und T4.
3) kann bei Jodmangel vergrößert sein.
4) ist eine verzichtbare Drüse, denn man kann ohne Schilddrüsenhormon als Erwachsener gut leben.

Nun kreuzen Sie die Aussagenkombination an, die **am besten zutrifft**!

- ☐ (a) nur 1), 2) und 3) sind richtig
- ☐ (b) nur 1), 3) und 4) sind richtig
- ☐ (c) nur 2), 3) und 4) sind richtig
- ☐ (d) nur 1), 3) und 4) sind richtig
- ☐ (e) alle Aussagen sind richtig

F1112 Kreuzen Sie die **eine falsche** Aussage an!

- ☐ a) Die Nebenschilddrüsen produzieren Parathormon.
- ☐ b) Parathormon senkt den Kalziumspiegel im Blut.
- ☐ c) Ein Hyperparathyreoidismus führt zum Knochenabbau.
- ☐ d) Ein sekundärer Hyperparathyreoidismus ist bei Nieeninsuffizienz häufig.
- ☐ e) Ein Hypoparathyreoidismus kann Folge einer Hals-OP sein.

F1113 Prüfen Sie die folgenden Aussagen (1) bis (4):

Die Nebennierenrinde …

1) weist typischerweise 4 Zonen auf.
2) produziert in der Zona reticularis Sexualhormone.
3) produziert im Mark Cortisol.
4) produziert auch ein Hormon, das den Kalium-Haushalt beeinflusst.

Nun kreuzen Sie die Aussagenkombination an, die **am besten zutrifft!**

- ☐ (a) nur 1) ist richtig
- ☐ (b) nur 3) ist richtig
- ☐ (c) nur 1) und 3) sind richtig
- ☐ (d) nur 2) und 4) sind richtig
- ☐ (e) alle Aussagen sind richtig

F1114 Prüfen Sie die folgenden Aussagen (1) bis (4):

Beim Cushing-Syndrom …

1) liegt ein länger anhaltender Glukokortikoid-Mangel vor.
2) heilen Wunden schlechter als beim Gesunden.
3) kommt es oft zu Bluthochdruck und Osteoporose.
4) kommt es oft zur Stammfettsucht und Magengeschwüren.

Nun kreuzen Sie die Aussagenkombination an, die **am besten zutrifft!**

- ☐ (a) nur 1) und 3) sind richtig
- ☐ (b) nur 1) und 2) sind richtig
- ☐ (c) nur 1), 2) und 4) sind richtig
- ☐ (d) nur 2), 3) und 4) sind richtig
- ☐ (e) alle Aussagen sind richtig

F1115 Prüfen Sie die folgenden Aussagen (1) bis (4):

Anabolika …

1) sind z.B. Testosteron und seine Vorstufen.
2) sind z.B. Östrogen und seine Vorstufen.
3) sind Hormone, die das Wachstum der Muskulatur und der Knochen fördern.
4) sind Hormone, die den Abbau des Körpers beschleunigen.

Nun kreuzen Sie die Aussagenkombination an, die **am besten zutrifft!**

- ☐ (a) nur 1) ist richtig
- ☐ (b) nur 1) und 2) sind richtig
- ☐ (c) nur 1), 2) und 3) sind richtig
- ☐ (d) nur 2), 3) und 4) sind richtig
- ☐ (e) alle Aussagen sind richtig

F1116 Prüfen Sie die folgenden Aussagen (1) bis (4):

Die Stressreaktion …

1) führt zur Erhöhung von Glukokortikoiden und Katecholaminen im Blut.
2) hat direkte Folgen für das Herz-Kreislauf-System.
3) hat langfristige Folgen für die Wundheilung und Gewebereparatur.
4) wird oft unterschätzt und bagatellisiert.

Nun kreuzen Sie die Aussagenkombination an, die **am besten zutrifft!**

- ☐ (a) nur 1) und 3) sind richtig
- ☐ (b) nur 1) und 2) sind richtig
- ☐ (c) nur 1), 2) und 4) sind richtig
- ☐ d) nur 2), 3) und 4) sind richtig
- ☐ (e) alle Aussagen sind richtig

F1117 Welche Beschriftung muss bei (x) stehen?

Bitte kreuzen Sie die am besten passende Beschriftung an!

- ☐ a) Sport oder Nahrungsaufnahme oder Cortisol
- ☐ b) Nahrungsaufnahme oder Adrenalin oder Glukagon
- ☐ c) Glukagon oder Insulin

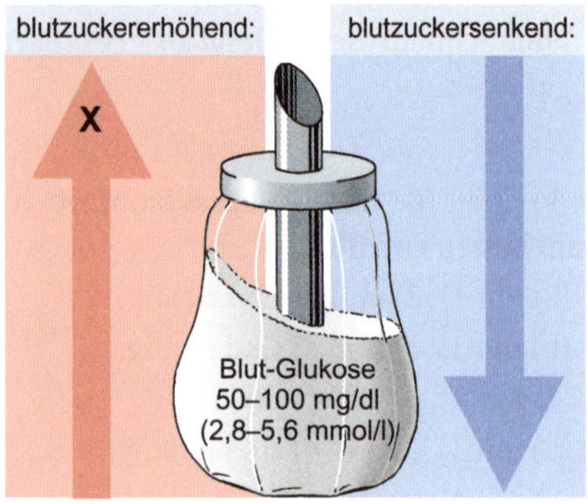

F1117

F1118 Ergänzen Sie den folgenden Satz:

Durch Überernährung mit entsprechend steigendem Insulinbedarf werden zuerst die Insulinrezeptoren in den Geweben gegenüber Insulin unempfindlicher (______________). Die B-Zellen müssen immer mehr Insulin produzieren, bis sie nach Jahren "nicht mehr mithalten können" und es zum relativen Insulinmangel kommt — die Krankheit manifestiert sich.

Kreuzen Sie das am **besten passende Wort** an, das die Lücke füllt!

- ☐ (a) Insulinresistenz
- ☐ (b) Pankreasinsuffizienz
- ☐ (c) Glukagon-Schock

F1119 Prüfen Sie die folgenden Aussagen (1) bis (4):

Das Koma beim Diabetiker …

1) wird im Notfall immer erst mit Glukose behandelt.
2) sollte im Notfall auch von Laien durch Insulininjektion behandelt werden.
3) kann tödlich enden.
4) kann auch eine Überzuckerung sein.

Nun kreuzen Sie die Aussagenkombination an, die **am besten zutrifft!**

- ☐ (a) nur 2) ist richtig
- ☐ (b) nur 1) und 2) sind richtig
- ☐ (c) nur 1), 2) und 4) sind richtig
- ☐ (d) nur 1), 3) und 4) sind richtig
- ☐ (e) alle Aussagen sind richtig

F1120 Prüfen Sie die folgenden Aussagen (1) bis (4):

Fußpflege beim Diabetiker …

1) beinhaltet lange warme Fußbäder, um die Durchblutung zu fördern.
2) sollte auf jeden Fall vom Patienten selbst durchgeführt werden, um seine Achtsamkeit und Selbstständigkeit zu erhöhen.
3) kann helfen, Amputationen zu vermeiden.
4) sollte von Fachpersonen der Podologie durchgeführt werden.

Nun kreuzen Sie die Aussagenkombination an, die **am besten zutrifft!**

- ☐ (a) nur 2) ist richtig
- ☐ (b) nur 1) und 2) sind richtig
- ☐ (c) nur 1), 2) und 4) sind richtig
- ☐ (d) nur 3) und 4) sind richtig
- ☐ (e) alle Aussagen sind richtig

F1121 Kreuzen Sie die **eine falsche** Aussage an!

- ☐ a) Cholezystokinin fördert die Gallenblasen- und Darmbeweglichkeit.
- ☐ b) Angiotensin 1 wird von der Leber gebildet.
- ☐ c) Gastrin steigert die Säureproduktion im Magen.
- ☐ d) Serotonin ist nicht nur ein Neurotransmitter, sondern auch ein typisches Hormon des Magen-Darm-Trakts.
- ☐ e) Das Hormon VIP steigert die Präsenz und Personality kurzfristig.

F1122 Ergänzen Sie den folgenden Satz:

Im ZNS hemmt __________ beim Gesunden den Appetit.

Kreuzen Sie das am **besten passende Wort** an, das die Lücke füllt!

- ☐ (a) Leptin
- ☐ (b) Gremlin
- ☐ (c) Gastrin

F1123 Prüfen Sie diese Aussage:

Die Symptome beim Morbus Addison werden durch den Ausfall aller Nebennieren-Rinden-Hormone versursacht und nicht durch den Ausfall des Adrenalins aus dem Nebennieren-Mark.

Diese Aussage ist

- ☐ a) richtig
- ☐ b) falsch

F1124 Kreuzen Sie die **eine falsche** Aussage an!

- ☐ a) Glukokortikoide haben auch eine antientzündliche Wirkung.
- ☐ b) Glukokortikoide haben auch eine antiphlogistische Wirkung.
- ☐ c) Glukokortikoide haben auch eine antiallergische Wirkung.
- ☐ d) Glukokortikoide haben auch eine antiimmunsuppressive Wirkung.
- ☐ e) Glukokortikoide haben auch eine immunsuppressive Wirkung.

F1125 Ergänzen Sie den folgenden Satz:

Eine hochdosierte Kortisontherapie kann zu einem ____________________-Syndrom führen.

Kreuzen Sie das am **besten passende Wort** an, das die Lücke füllt!

- ☐ (a) ärztlichen Gluko-Kortison
- ☐ (b) pflegerischen Kortison
- ☐ (c) iatrogenen Epinephrin
- ☐ (d) iatrogenen Cushing
- ☐ (e) ärztlichen Addison

F1126 Prüfen Sie die folgenden Aussagen (1) bis (4):

Bei der Cushing-Schwelle ...

1) handelt es sich um die kritische Dosierung, oberhalb der ein Cushing-Syndrom auftritt.
2) ist bei höherer Dosierung mit einem Versagen der ACTH-Produktion zu rechnen.
3) ist bei höherer Dosierung mit einem Versagen der Glukokortikoid-Produktion zu rechnen.
4) ist bei höherer Dosierung ein Absetzen der Glukokortikoid-Therapie unmöglich.

Nun kreuzen Sie die Aussagenkombination an, die **am besten zutrifft!**

- ☐ (a) nur 1) ist richtig
- ☐ (b) nur 1) und 4) sind richtig
- ☐ (c) nur 1), 2) und 3) sind richtig
- ☐ (d) nur 3) und 4) sind richtig
- ☐ (e) alle Aussagen sind richtig

F1127 Prüfen Sie die folgenden Aussagen (1) bis (4):

Zu den etablierten Indikationen für eine Kortison-Therapie zählen ...

1) Allergien, Asthma und chronische Entzündungen.
2) zahlreiche Hauterkrankungen.
3) Autoimmunerkrankungen und Abstoßungsreaktionen.
4) Förderung der kindlichen Lungenreifung.

Nun kreuzen Sie die Aussagenkombination an, die **am besten zutrifft!**

- ☐ (a) nur 1) ist richtig
- ☐ (b) nur 1) und 4) sind richtig
- ☐ (c) nur 1), 2) und 3) sind richtig
- ☐ (d) nur 3) und 4) sind richtig
- ☐ (e) alle Aussagen sind richtig

F1128 Prüfen Sie diese Aussage:

Auch bei den modernen Dosier-Aerosolen in der Asthma-Therapie ist mit einem deutlichen Anstieg des Blut-Kortison-Spiegels und mit vielen Nebenwirkungen an anderen Stellen im Körper zu rechnen.

Diese Aussage ist

- ☐ a) richtig
- ☐ b) falsch

KAPITEL

12 Blut und Lymphe

12.1 Blut: Zusammensetzung und Aufgaben

F1201 Prüfen Sie diese Aussage:

Das Blut besteht aus Plasma und Serum.

Diese Aussage ist
- ☐ a) richtig
- ☐ b) falsch

F1202 Prüfen Sie diese Aussage:

Ein Erwachsener hat etwa 5 Liter Blut.

Diese Aussage ist
- ☐ a) richtig
- ☐ b) falsch

F1203 Kreuzen Sie die **falsche** Aussage an!

- ☐ a) Das Blut transportiert die Atemgase O_2 und CO_2.
- ☐ b) Das Blut transportiert Hormone.
- ☐ c) Das Blut transportiert Nährstoffe und Stoffwechselprodukte.
- ☐ d) Das Blut transportiert Zellen und Flüssigkeit.
- ☐ e) Das Blut transportiert Charaktereigenschaften und Stimmungen.

F1204 Kreuzen Sie die **falsche** Aussage an!

- ☐ a) Zu den zellulären Bestandteilen des Blutes zählen die Thrombozyten.
- ☐ b) Zu den zellulären Bestandteilen des Blutes zählen die Hämatopoetine.
- ☐ c) Zu den zellulären Bestandteilen des Blutes zählen die Monozyten.
- ☐ d) Zu den zellulären Bestandteilen des Blutes zählen die Erythrozyten.
- ☐ e) Zu den zellulären Bestandteilen des Blutes zählen die Leukozyten.

F1205 Prüfen Sie die folgenden Aussagen (1) bis (4):

Blutplasma ...
1) besteht nur zu 60% aus Wasser.
2) enthält Proteine wie Albumin und Gerinnungsfaktoren.
3) kann nicht gerinnen.
4) bildet beim Gesunden etwa die Hälfte des Blutvolumens.

Nun kreuzen Sie die Aussagenkombination an, die **am besten zutrifft!**
- ☐ (a) nur 1) ist richtig
- ☐ (b) nur 2) und 4) sind richtig
- ☐ (c) nur 1), 3) und 4) sind richtig
- ☐ (d) nur 2), 3) und 4) sind richtig
- ☐ (e) alle Aussagen sind richtig

12.2 Erythrozyten

F1206 Prüfen Sie diese Aussage:

Erythrozyten sind etwa 7,5 µm im Durchmesser, können aber Kapillaren von nur 3 µm Durchmesser passieren.

Diese Aussage ist
- ☐ a) richtig
- ☐ b) falsch

F1207 Prüfen Sie diese Aussage:

Hämoglobin besteht aus vier Polypeptidketten und dem eisenhaltigen Häm.

Diese Aussage ist
- ☐ a) richtig
- ☐ b) falsch

12.3 Anämie

F1208 Kreuzen Sie die **falsche** Aussage an!

- ☐ a) Als Anämie bei Schwangeren wird eine Hämoglobinkonzentration des Blutes unter 110 g/l bezeichnet.
- ☐ b) Als Anämie bei Männern wird eine Hämoglobinkonzentration des Blutes unter 130 g/l bezeichnet.
- ☐ c) Als Anämie bei Frauen wird eine Hämoglobinkonzentration des Blutes unter 130 g/l bezeichnet.

F1209 Prüfen Sie diese Aussage:

Eine Anämie zeigt sich unter anderem in Blässe, vermehrter Müdigkeit und Atemnot schon bei geringer Belastung.

Diese Aussage ist
- ☐ a) richtig
- ☐ b) falsch

F1210 Ergänzen Sie den folgenden Satz:

Anämien entstehen durch drei Gruppen von Grunderkrankungen: Durch Erythropoesestörung (unzureichende Erythrozytenbildung, dies ist die __________ Ursache), durch übermäßigen Erythrozytenabbau (hämolytische Anämien) oder durch Blutverluste (Blutungsanämie).

Kreuzen Sie das am **besten passende Wort** an, das die Lücke füllt!
- ☐ (a) seltenste
- ☐ (b) häufigste
- ☐ (c) ansteckendste

12.4 Blutgruppen

F1211 Prüfen Sie diese Aussage:

Im AB0-System gibt es vier Blutgruppen.

Diese Aussage ist
- ☐ a) richtig
- ☐ b) falsch

Fragen

F1212 Ergänzen Sie die folgenden Sätze:

Im Blutplasma des Menschen mit den Blutgruppen A, B und 0 befinden sich Proteine (____________), die sich an die auf den Erythrozytenoberflächen der jeweils anderen Blutgruppen vorhandenen Antigene binden. So enthält Plasma der Blutgruppe A __________ gegen Erythrozyten der Blutgruppe B (kurz Anti-B) und umgekehrt.

Kreuzen Sie das am **besten passende Wort** an, das die Lücken füllt!

- ☐ (a) Antigene
- ☐ (b) Antikörper
- ☐ (c) Eiweiße

F1213 Prüfen Sie diese Aussage:

In Mitteleuropa ist die Blutgruppe AB am häufigsten.

Diese Aussage ist

- ☐ a) richtig
- ☐ b) falsch

F1214 Prüfen Sie diese Aussage:

Die Agglutinationsreaktion bei der AB0-Blutgruppenprüfung kommt durch Hämagglutinine zustande.

Diese Aussage ist

- ☐ a) richtig
- ☐ b) falsch

F1215 Kreuzen Sie die **falsche** Aussage an!

- ☐ a) Antikörper des Rhesussystems werden nach Rhesusantigen-Kontakt gebildet.
- ☐ b) Antikörper des Rhesussystems werden vor Rhesusantigen-Kontakt gebildet.
- ☐ c) Antikörper des Rhesussystems werden "irreguläre" Antikörper genannt.

F1216 Ergänzen Sie die folgenden Sätze:

Gewonnen werden ____________________ meist aus Vollblut, das mittels spezieller Maschinen (Separatoren) in seine Einzelbestandteile aufgetrennt und weiterverarbeitet wird. ____________________ sind bei 4°C 5—7 Wochen lagerungsfähig. Indikationen: Routinetransfusion bei akutem Blutverlust, z. B. während oder nach größeren Operationen

Kreuzen Sie das am **besten passende Wort** an, das die Lücken füllt!

- ☐ a) Erythrozytenkonzentrate
- ☐ b) Thrombozytenkonzentrate
- ☐ c) Fresh Frozen Plasma

12.5 Blutstillung

F1217 Ergänzen Sie die folgenden Sätze:

Bei der Blutstillung greifen drei Reaktionsabläufe ineinander: Gefäßreaktion, ____________ adhäsion und -aggregation, und schließlich die Blutgerinnung. Gefäßreaktion und ____________ adhäsion/-aggregation werden als primäre Hämostase bezeichnet, die Blutgerinnung als sekundäre Hämostase.

Kreuzen Sie das am **besten passende Wort** an, das die Lücke füllt!

- ☐ a) Blutgerinnung
- ☐ b) Leukozyten
- ☐ c) Thrombozyten

F1218 Kreuzen Sie die **falsche** Aussage an!

- ☐ a) Thrombozyten entstehen wie alle Zellen des Blutes im Knochenmark.
- ☐ b) Thrombozyten leben im Blut nur 8 bis 12 Tage.
- ☐ c) Thrombozyten binden an Wundrändern.
- ☐ d) Ein Thrombozytenüberschuss wird als Thrombozytopenie bezeichnet.

12.6 Lymphatisches System

F1219 Prüfen Sie diese Aussage:

Lymphe ist ähnlich dem Blutplasma, nur enthält sie weniger Eiweiß (etwa nur 20g/l).

Diese Aussage ist

- ☐ a) richtig
- ☐ b) falsch

F1220 Kreuzen Sie die **falsche** Aussage an!

- ☐ a) Die interstitielle Flüssigkeit wird Lymphe genannt.
- ☐ b) Das lymphatische System hat Abwehr-, Transport- und Drainage-Funktion.
- ☐ c) Die Lymphe wird in den Lymphknoten gebildet.

F1221 Prüfen Sie die folgenden Aussagen (1) bis (4):

Die Lymphatischen Organe …

1) sind zum Teil lebenswichtig wie Thymus und Knochenmark.
2) sind zum Teil verzichtbar wie Lymphknoten, Milz oder Mandeln.
3) sind Teil des Immunsystems.
4) bilden schwarze Galle (Milz) oder Schleim (Gehirn).

Nun kreuzen Sie die Aussagenkombination an, die **am besten zutrifft!**

- ☐ a) nur 1) ist richtig
- ☐ b) nur 2) und 4) sind richtig
- ☐ c) nur 1) und 3) sind richtig
- ☐ d) nur 1), 2) und 3) sind richtig
- ☐ e) alle Aussagen sind richtig

F1222 Prüfen Sie die folgenden Aussagen (1) bis (4):

Aus einer Blutprobe lassen sich nachweisen:

1) plasmatische Moleküle wie z. B. Antikörper oder Gerinnungsfaktoren
2) zytosolische Substanzen von Körperzellen wie z. B. Leber- oder Muskelenzyme
3) DNA-Fragmente aus Kernen untergegangener Organzellen
4) vereinzelt auch ganze Zellen wie Spermien oder Eizellen

Nun kreuzen Sie die Aussagenkombination an, die **am besten zutrifft!**

☐ (a) nur 1) ist richtig
☐ (b) nur 2) und 3) sind richtig
☐ (c) nur 1), 2) und 3) sind richtig
☐ (d) nur 2) und 4) sind richtig
☐ (e) alle Aussagen sind richtig

F1223 Kreuzen Sie die **eine falsche** Aussage an!

☐ a) Eine „liquid biopsy" ermöglicht eine detaillierte Pränataldiagnostik.
☐ b) Eine Flüssigbiopsie ermöglicht, Tumor-Rezidive zu erkennen.
☐ c) Eine Blutprobe muss, um eine DNA-Analyse durchführen zu können, mindestens 6 Liter umfassen, da sonst die nur in Spuren vorhandenen DNA-Bruchstücke nicht ausreichend vorhanden sind.
☐ d) Blutplasma enthält auch Tumor-DNA.
☐ e) Eine Blutprobe kann Tumor-DNA liefern, die auf Mutationen hin untersucht werden kann.

F1224 Ergänzen Sie die folgenden Sätze:

Eine neue Methode zur DNA-Sequenzierung ist das sogenannte Nanopore-Sequencing, das auch ohne ___ eingesetzt werden kann. Das gesamte Genom eines Menschen, bestehend aus 3,3 Milliarden Basenpaaren, kann damit in ca. 15 Minuten entziffert werden.

Kreuzen Sie das am **besten passende Wort** an, das die Lücke füllt!

☐ (a) PCR
☐ (b) ANQ
☐ (c) RNA
☐ (d) DNA
☐ (e) SVP

F1225 Prüfen Sie diese Aussage:

Es ist erstaunlich leicht, eine einzelne DNA-Sequenz einem Körperorgan auch ohne Computer zuzuordnen, denn das menschliche Genom ist entschlüsselt und muss nur mit der gefundenen Sequenz verglichen werden.

Diese Aussage ist

☐ a) richtig
☐ b) falsch

F1226 Prüfen Sie diese Aussage:

Das Muster der durch Methylierung veränderten Gene, Epigenom genannt, ist für jedes Gewebe einzigartig.

Diese Aussage ist

☐ a) richtig
☐ b) falsch

F1227 Ergänzen Sie die folgenden Sätze:

Die mit Methylgruppen, __________, versehenen Gene sind inaktiviert. Eine Besonderheit besteht darin, dass sich die __________ eines Menschen mit der Zeit verändern. Dies kann durch äußere Einflüsse wie Krankheit, psychischen Stress, Ernährung oder Lebensstil geschehen, erfolgt aber immer auch mit der Alterung des Organismus.

Kreuzen Sie das am **besten passende Wort** an, das die Lücke füllt!

- ☐ (a) Epigene
- ☐ (b) Metamarks
- ☐ (c) Metagene
- ☐ (d) Epimarks
- ☐ (e) Genomarks

F1228 Prüfen Sie diese Aussage:

Bei einer Schwangeren sind etwa 90 % der Blut-DNA mütterlichen Ursprungs, aber bis zu 10 % der in der Flüssigbiopsie gefundenen DNA stammt vom Ungeborenen.

Diese Aussage ist

- ☐ a) richtig
- ☐ b) falsch

F1229 Prüfen Sie diese Aussage:

Mit Hilfe der kernhaltigen Zellen einer Blutprobe kann man das biologische Alter von Menschen bestimmen (epigenetischc oder „Horvarth's" Uhr).

Diese Aussage ist

- ☐ a) richtig
- ☐ b) falsch

KAPITEL

13 Immunsystem und Infektionen

13.1 Bestandteile des Immunsystems

F1301 Prüfen Sie diese Aussage:

Das Immunsystem gliedert in die unspezifische und spezifische Abwehr.

Diese Aussage ist
- ☐ a) richtig
- ☐ b) falsch

F1302 Kreuzen Sie die **falsche** Aussage an!

- ☐ a) Das Komplementsystem gehört zur humoralen Abwehr.
- ☐ b) Natürliche Killerzellen gehören zur unspezifischen Abwehr.
- ☐ c) Antikörper gehören zur unspezifischen Abwehr.
- ☐ d) T-Helferzellen gehören zur spezifischen Abwehr.
- ☐ e) Plasmazellen gehören zur humoralen Abwehr.

F1303 Kreuzen Sie die **falsche** Aussage an!

- ☐ a) Alle Abwehrzellen werden im Knochenmark gebildet.
- ☐ b) Alle Abwehrzellen vermehren sich im Knochenmark.
- ☐ c) In primären lymphatischen Organen reifen Immunzellen heran.
- ☐ d) Zu den sekundären lymphatischen Organen zählt z.B. das Knochenmark.
- ☐ e) Zu den sekundären lymphatischen Organen zählt z.B. die Milz.

F1304 Prüfen Sie die folgenden Aussagen (1) bis (4):

Vorläuferzellen ...
1) der Granulozyten sind Myeloblasten.
2) der Makrophagen sind Myeloblasten.
3) der natürlichen Killerzellen sind Lymphoblasten.
4) der B-Lymphozten sind Lymphoblasten.

Nun kreuzen Sie die Aussagenkombination an, die **am besten zutrifft!**
- ☐ (a) nur 1) ist richtig
- ☐ (b) nur 2) und 4) sind richtig
- ☐ (c) nur 1), 3) und 4) sind richtig
- ☐ (d) nur 2), 3) und 4) sind richtig
- ☐ (e) alle Aussagen sind richtig

13.2 Unspezifische Abwehr

F1305 Prüfen Sie die folgenden Aussagen (1) bis (4):

Die angeborene Barriere der unspezifischen Abwehr ...

1) ist z.B. die Flora der gesunden Oberhaut.
2) ist z.B. die Tränenflüssigkeit mit Lysozym.
3) ist z.B. das B-Zell-Gedächtnis.
4) ist z.B. die Spülung von Harnblase und Harnröhre durch Harn.

Nun kreuzen Sie die Aussagenkombination an, die **am besten zutrifft!**

- ☐ (a) nur 1) ist richtig
- ☐ (b) nur 2) und 3) sind richtig
- ☐ (c) nur 2), 3) und 4) sind richtig
- ☐ (d) nur 1), 2) und 4) sind richtig
- ☐ (e) alle Aussagen sind richtig

13.3 Zytokine

F1306 Prüfen Sie diese Aussage:

Interferone (IFN) lösen die Produktion von "antiviralen" Proteinen aus und schützen so die noch gesunden Zellen vor einer Virusvermehrung.

Diese Aussage ist
- ☐ a) richtig
- ☐ b) falsch

F1307 Prüfen Sie diese Aussage:

Interferone (IFN) sind Proteine, die von Viren gebildet und freigesetzt werden und mit der T-Zellvermehrung interferieren, also "dazwischenfunken".

Diese Aussage ist
- ☐ a) richtig
- ☐ b) falsch

F1308 Prüfen Sie diese Aussage:

Interferone (IFN) sind auch am "Wechselgespräch" zwischen Entzündungszellen beteiligt.

Diese Aussage ist
- ☐ a) richtig
- ☐ b) falsch

13.4 Spezifische Abwehr

F1309 Prüfen Sie diese Aussage:

Die spezifische Abwehr wird wesentlich von Granulozyten geleistet.

Diese Aussage ist
- ☐ a) richtig
- ☐ b) falsch

F1310 Prüfen Sie diese Aussage:

Die spezifische Abwehr verfügt über Antigen-Erkennungs-Moleküle der Lymphozyten.

Diese Aussage ist
- ☐ a) richtig
- ☐ b) falsch

F1311 Prüfen Sie die folgenden Aussagen (1) bis (4):

Das immunologische Gedächtnis ...

1) ist an T- und B-Lymphozyten gebunden.
2) wird mit jedem Antigenkontakt besser.
3) erfordert einen gelegentlichen Antigenkontakt.
4) kann mit Auffrischungs-Impfungen stimuliert werden.

Nun kreuzen Sie die Aussagenkombination an, die **am besten zutrifft!**

- ☐ a) nur 1) ist richtig
- ☐ b) nur 1) und 4) sind richtig
- ☐ c) nur 1), 3) und 4) sind richtig
- ☐ d) nur 2), 3) und 4) sind richtig
- ☐ e) alle Aussagen sind richtig

F1312 Ergänzen Sie die folgenden Sätze:

Eine Gruppe von Lymphozyten sind die T-Zellen, benannt nach dem __________. Im ___________ __________ werden die unreifen T-Zellen zu immunkompetenten T-Zellen. Sie "lernen" hier, "selbst" und "fremd" zu unterscheiden. Nur gegen Fremd-Antigene gerichtete T-Zellen verlassen den ___________________. T-Zellen, die körpereigene Strukturen erkennen und bekämpfen würden, werden ausgesondert und von Phagozyten vernichtet.

Kreuzen Sie das am **besten passende Wort** an, das die Lücken füllt!

- ☐ a) Lymphknoten
- ☐ b) Knochenmark
- ☐ c) Thymus

F1313 Welche Beschriftung könnte statt des X dort auch stehen?

Bitte kreuzen Sie die **am besten passende** Beschriftung an!

- ☐ a) MHC-Protein der Klasse 1
- ☐ b) MHC-Protein der Klasse 2
- ☐ c) Antigene auf einem Bakterium

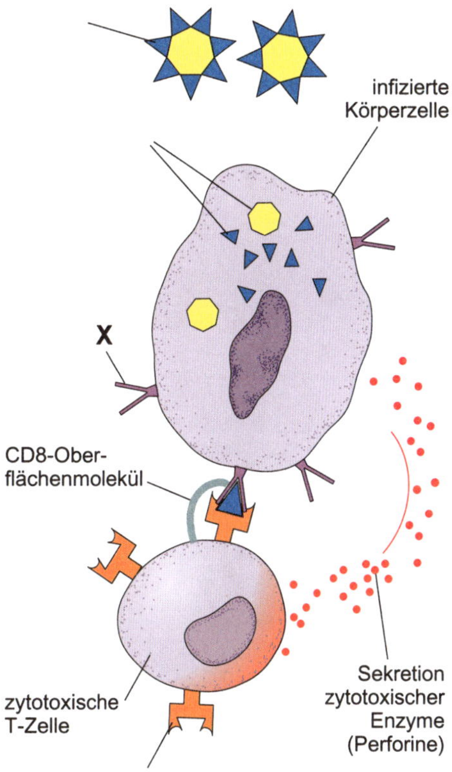

F1313

F1314 Welche Beschriftung könnte statt des X dort auch stehen?

Bitte kreuzen Sie die **am besten passende** Beschriftung an!

- ☐ a) MHC-Protein der Klasse 1
- ☐ b) MHC-Protein der Klasse 2
- ☐ c) Antigene auf einem Bakterium

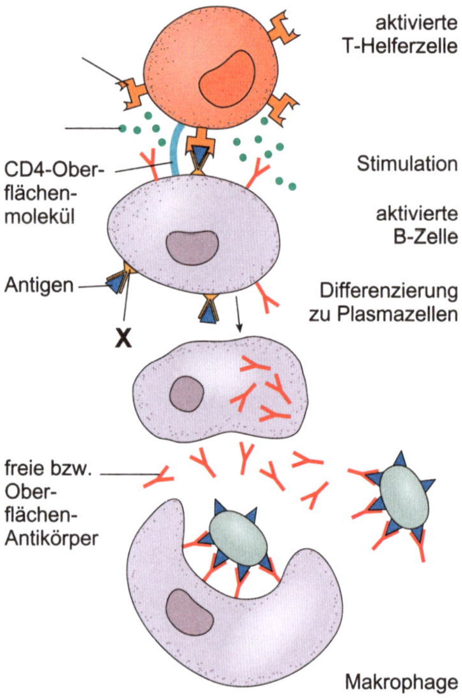

F1314

13.5 Impfungen

F1315 Prüfen Sie diese Aussage:

An der Kinderlähmung kann man nicht sterben.

Diese Aussage ist
- ☐ a) richtig
- ☐ b) falsch

F1316 Prüfen Sie diese Aussage:

Masern sind eine harmlose Kinderkrankheit, an der man nicht sterben kann.

Diese Aussage ist
- ☐ a) richtig
- ☐ b) falsch

F1317 Prüfen Sie diese Aussage:

Die Influenza ist eine schwere Infektionskrankheit, die auch jungen gesunden Erwachsenen lebensgefährlich werden kann.

Diese Aussage ist
- ☐ a) richtig
- ☐ b) falsch

F1318 Kreuzen Sie die **falsche** Aussage an!

- ☐ a) Nach einer erfolgreichen Impfung verfügt der Körper eine erworbene Immunität für die geimpfte Krankheit.
- ☐ b) Nach einer durchgemachten Infektionskrankheit kann der Körper über eine erworbene Immunität für die durchgemachte Infektionskrankheit verfügen.
- ☐ c) Für jede Infektionskrankheit gibt es eine Vorsorge-Impfung.
- ☐ d) Kinderkrankheiten sind so weit in der Bevölkerung verbreitet, dass praktisch jeder neu hinzukommende Mensch, jedes Kind also, erkrankt.
- ☐ e) Auch inapparente Infektionen können eine Immunität hinterlassen.

Fragen

F1319 Ergänzen Sie die folgenden Sätze:

Unter __________ versteht man eine spezifische Überempfindlichkeit gegenüber bestimmten, an sich nicht schädlichen Antigenen. Das Immunsystem zeigt z. B. gegen Pollen eine so starke Reaktion, dass die Symptome dieser Überreaktion zur Qual und evtl. sogar lebensbedrohlich werden.

Kreuzen Sie das am **besten passende Wort** an, das die Lücke füllt!

- ☐ a) Überempfindlichkeit
- ☐ b) Allergien
- ☐ c) Krätze

F1320 Ergänzen Sie die folgenden Sätze:

In günstigen Fällen bleibt die Reaktion lokal (örtlich) begrenzt, so etwa beim Heuschnupfen oder bei der Nesselsucht (Urtikaria). Schwerstform der generalisierten __________ ist der anaphylaktische Schock mit lebensbedrohlichem Blutdruckabfall, Bronchialverengung und Kehlkopfödem. Besonders häufig kommt es z. B. nach Injektion bestimmter Medikamente und Insektenstichen zu einem anaphylaktischen Schock. Bereits ein einziger Bienenstich kann innerhalb weniger Minuten tödlich sein!

Kreuzen Sie die am **besten passende Fachbezeichnung** an, die die Lücke füllt!

- ☐ a) allergischen Reaktion vom Typ I (Sofortreaktion)
- ☐ b) allergischen Reaktion vom Typ II (zytotoxische Reaktion)
- ☐ c) allergischen Reaktion vom Typ III (Immunkomplex-Typ)
- ☐ d) allergischen Reaktion vom Typ IV (verzögerte Reaktion)
- ☐ e) allergischen Reaktion vom Typ V (generalisierter T-Q-Fall)

13.6 Infektionen

F1321 Prüfen Sie diese Aussage:

Als Invasionsphase wird bei einer Infektionskrankheit jene Zeit bezeichnet, in der sich der Erreger im Körper vermehrt.

Diese Aussage ist

- ☐ a) richtig
- ☐ b) falsch

F1322 Kreuzen Sie die **falsche** Aussage an!

- ☐ a) Die Kontaktinfektion kommt über Gegenstände oder Hände zustande.
- ☐ b) Fäkal-orale Übertragungen werden auch parenterale Übertragung genannt.
- ☐ c) Als Schmierinfektion wird eine Infektion bezeichnet, die durch Verschleppen infektiösen Stuhls zustande kommt.

F1323 Prüfen Sie die folgenden Aussagen (1) bis (4):

Infektionswege sind z.B. …

1) durch spezielle Vektoren wie etwa Mücken möglich.
2) durch die Plazenta auf einen anderen Sexualpartner sehr häufig.
3) durch Tröpfcheninfektion beim Husten, Niesen oder Sprechen.
4) die fäkal-orale Übertragung, die auch Schmierinfektion genannt wird.

Nun kreuzen Sie die Aussagenkombination an, die **am besten zutrifft!**

- ☐ a) nur 1) ist richtig
- ☐ b) nur 2) und 4) sind richtig
- ☐ c) nur 1) und 3) sind richtig
- ☐ d) nur 1), 3) und 4) sind richtig
- ☐ e) alle Aussagen sind richtig

Fragen

F1324 Welche Beschriftung könnte statt des X dort auch stehen?

Bitte kreuzen Sie die **am besten passende** Beschriftung an!

- ☐ a) Zellwand
- ☐ b) Zellmembran
- ☐ c) Kapsel

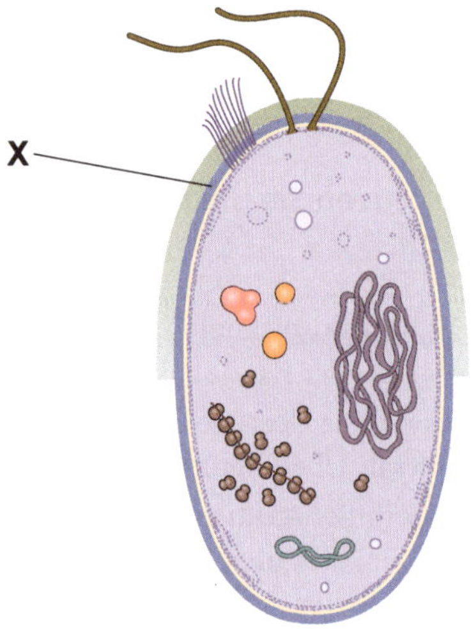

F1324

F1325 Kreuzen Sie die **falsche** Aussage an!

- ☐ a) Die Vogelgrippe kann auch beim Menschen schwere Erkrankungen hervorrufen.
- ☐ b) Das Windpockenvirus kann auch die Gürtelrose erzeugen.
- ☐ c) Prionen-Erkrankungen kommen ohne Nukleinsäure zustande.
- ☐ d) Schimmelpilze können den Menschen nicht befallen.

F1326 Prüfen Sie diese Aussage:

„Verbesserte Hygiene, die Entdeckung von Mikroorganismen als Ursache und spezielle Medikamente als Heilmittel haben die Vorherrschaft von Infektionskrankheiten am Ende des 19. Jahrhunderts gebrochen."

Diese Aussage ist

- ☐ a) richtig
- ☐ b) falsch

F1327 Kreuzen Sie die **eine falsche** Aussage an!

- ☐ a) Bakteriozide Antibiotika töten Viren.
- ☐ b) Bakteriostatische Antibiotika hemmen das Wachstum der Erreger.
- ☐ c) Die Vermehrung von Bakterien wird durch Bakteriostatika gebremst.
- ☐ d) Mikroorgansimen können durch Antibiotika geschädigt werden.
- ☐ e) „-zid" bedeutet „tötend", z. B. in „bakteriozid".

F1328 Ergänzen Sie die folgenden Sätze:

Kein Antibiotikum wirkt gegen alle Bakterien. ________________ sind geeignet, wenn eine Antibiose schnell erfolgen muss und nicht genug Zeit ist, den krankmachenden Keim zu identifizieren. Ansonsten ist es fast immer sinnvoll, den Erreger festzustellen, damit er gezielt bekämpft werden kann.

Kreuzen Sie das am **besten passende Wort** an, das die Lücke füllt!

- ☐ (a) Engspektrumantibiotika
- ☐ (b) Weitspektrumantidota
- ☐ (c) Breitbandantibiotika
- ☐ (d) Antibiotika
- ☐ (e) Antidota

F1329 Welche Beschriftung muss bei (X) stehen?

Bitte kreuzen Sie die am besten passende Beschriftung an!

- ☐ a) Folsäuresynthese, z. B. Sulfonamide
- ☐ b) Transport durch die Zellmembran, z. B. Polypeptid-Antibiotika
- ☐ c) Transkiption: z. B. Chinolone

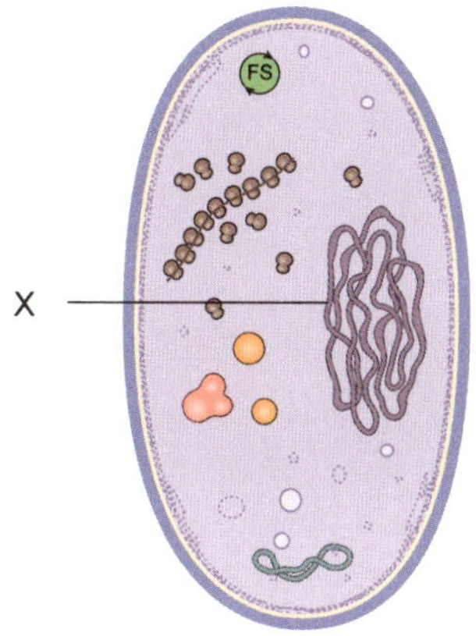

F1329

F1330 Prüfen Sie diese Aussage:

Bakterien können Gene und damit auch Resistenzinformationen mit anderen Bakterienarten austauschen.

Diese Aussage ist

- ☐ a) richtig
- ☐ b) falsch

F1331 Prüfen Sie die folgenden Aussagen (1) bis (4):

Diese Resistenz-Mechanismen sind bei Bakterien bekannt ...

1) Bakterien können Biofilme mit schützender Schleimschicht bilden.
2) Bakterien können die Produktion von Stoffen hochfahren, obwohl Antibiotika diese Produktion eigentlich herunterfahren sollten.
3) Bakterien können Antibiotika aktiv aus dem Zytoplasma entfernen.
4) Bakterien können Enzyme bilden, die die Antibiotika spalten.

Nun kreuzen Sie die Aussagenkombination an, die **am besten zutrifft!**

- ☐ (a) nur 1) ist richtig
- ☐ (b) nur 1) und 4) sind richtig
- ☐ (c) nur 1), 3) und 4) sind richtig
- ☐ (d) nur 2), 3) und 4) sind richtig
- ☐ (e) alle Aussagen sind richtig

F1332 Prüfen Sie diese Aussage:

Die Einnahme von Antibiotika bei Erkältungskrankheiten ist meistens sinnlos, weil diese sehr häufig durch Viren und nicht durch Bakterien verursacht werden.

Diese Aussage ist

- ☐ a) richtig
- ☐ b) falsch

F1333 Prüfen Sie diese Aussage:

Antibiotika sollten immer abgesetzt werden, wenn die Krankheitssymptome schwächer werden, denn so wird das Mikrobiom des Darmes geschont und Resistenzen verhindert.

Diese Aussage ist

- ☐ a) richtig
- ☐ b) falsch

Fragen

KAPITEL

14 Herz

14.1 Vorhöfe, Kammern und Klappensystem

F1401 Prüfen Sie diese Aussage:

Die Herzscheidewand trennt den kleinen und den grossen Kreislauf.

Diese Aussage ist

- ☐ a) richtig
- ☐ b) falsch

F1402 Prüfen Sie diese Aussage:

Das Herz liegt im Mediastinum.

Diese Aussage ist

- ☐ a) richtig
- ☐ b) falsch

F1403 Kreuzen Sie die **falsche** Aussage an!

- ☐ a) Die Herzspitze weist in der Regel in den 5 ICR.
- ☐ b) Der 5. ICR liegt zwischen 5. und 6. Rippe.
- ☐ c) Der Herzspitzenstoß ist im 5. ICR rechts zu finden.
- ☐ d) Die Herzachse verläuft schräg, von rechts oben nach links unten vorne.
- ☐ e) Das Herz ist eine Saug-Druck-Pumpe.

F1404 Kreuzen Sie die **falsche** Aussage an!

- ☐ a) Das Herz hat vier Innenräume.
- ☐ b) Das Herz hat zwei Kammern.
- ☐ c) Das Herz hat zwei Herzohren.
- ☐ d) Das Herz hat zwei Herzhälften
- ☐ e) Das Herz hat vier Septen.

F1405 Welche Beschriftung muss bei (x) stehen?

Bitte kreuzen Sie die am besten passende Beschriftung an!

- ☐ a) Trikuspidalklappe
- ☐ b) Bikuspidalklappe
- ☐ c) Taschenklappe

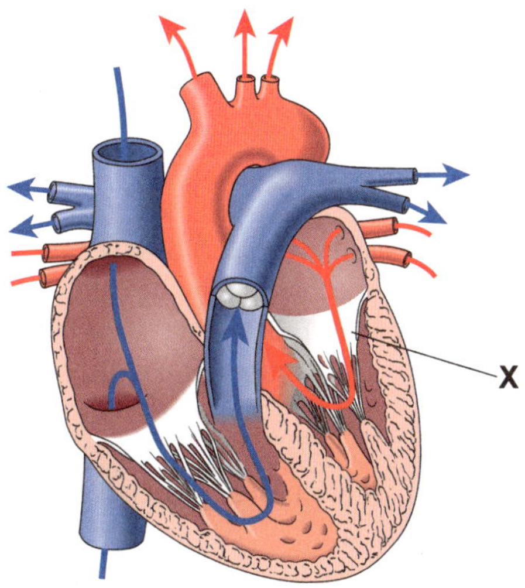

F1405

Fragen

F1406 Prüfen Sie diese Aussage:

Im rechten Vorhof münden die großen Venen (Vena cava superior und Vena cava inferior) ohne dort Klappen zu besitzen.

Diese Aussage ist

- ☐ a) richtig
- ☐ b) falsch

F1407 Prüfen Sie die folgenden Aussagen (1) bis (4):

Die rechte Kammer des Herzens …

1) heißt "der Ventriculus sinister".
2) besitzt Papillarmuskeln und Trabekel.
3) besitzt als "Ausgang" die Arteria pulmonalis.
4) besitzt am "Eingang" die Mitralklappe.

Nun kreuzen Sie die Aussagenkombination an, die **am besten zutrifft!**

- ☐ (a) nur 1) ist richtig
- ☐ (b) nur 1) und 2) sind richtig
- ☐ (c) nur 2) und 3) sind richtig
- ☐ (d) nur 2), 3) und 4) sind richtig
- ☐ (e) alle Aussagen sind richtig

F1408 Ergänzen Sie die folgenden Sätze:

Bei einer ________________ öffnen sich die Segel bzw. Taschen nicht weit genug. Das Herz muss einen höheren Druck aufbringen, um das Blut durch die kleinere Öffnung zu pumpen. Übersteigt dies die Leistungsfähigkeit des Herzens, entsteht eine Herzinsuffizienz (Herzschwäche).

Kreuzen Sie das am **besten passende Wort** an, das die Lücke füllt!

- ☐ (a) Klappenstenose
- ☐ (b) Klappeninsuffizienz
- ☐ (c) Herzinsuffizienz

F1409 Ergänzen Sie die folgenden Sätze:

Wenn z. B. die Sehnenfäden oder Papillarmuskeln reißen oder nach Entzündungen Teile der Herzklappen narbig verkürzt sind, schließt die Klappe nicht mehr dicht. Ihre Ventilfunktion geht verloren, und bei jeder Herzaktion strömt trotz "geschlossener" Klappe ein Teil des Blutes entgegen der physiologischen Blutflussrichtung durch die Klappe zurück. Folge dieser ________ ________________ ist eine Herzinsuffizienz: Das hin- und her-pendelnde Blut erfordert eine schließlich kaum mehr zu leistende Mehrarbeit.

Kreuzen Sie das am **besten passende Wort** an, das die Lücke füllt!

- ☐ (a) Klappenstenosen
- ☐ (b) Klappeninsuffizienzen
- ☐ (c) Herzinsuffizienz

14.2 Aufbau der Herzwand

F1410 Prüfen Sie diese Aussage:

Die Herzwand besteht von innen nach außen aus den Endokard, dem Myokard und dem Perikard.

Diese Aussage ist

- ☐ a) richtig
- ☐ b) falsch

F1411 Prüfen Sie diese Aussage:

Das Endokard ist eine sehr dünne und glatte Epithelschicht, die ähnlich einer Tapete beide Vorhöfe und Kammern auskleidet und die Klappen überzieht.

Diese Aussage ist

- ☐ a) richtig
- ☐ b) falsch

14.3 Herzzyklus

F1412 Welche Beschriftung muss bei (x) stehen?

Bitte kreuzen Sie die am besten passende Beschriftung an!

- ☐ a) geschlossen
- ☐ b) Systole
- ☐ c) Füllungsphase

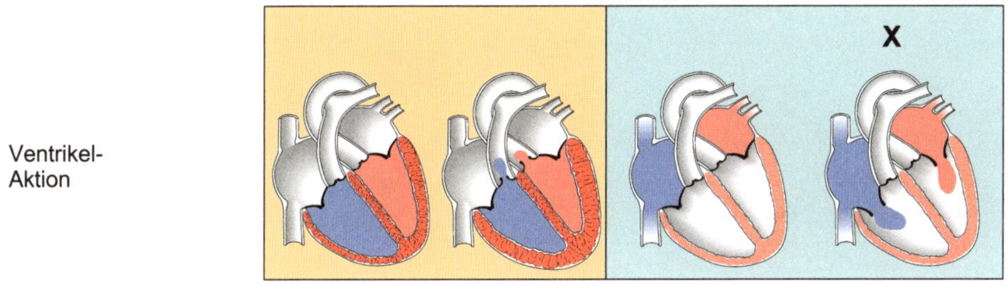

F1412

F1413 Ergänzen Sie den folgenden Satz:

Während der Austreibungsphase in der Systole verlagert sich die Ventilebene des Herzens in Richtung Herzspitze, sodass die (mittlerweile erschlafften) Vorhöfe gedehnt werden. Passiv strömt nun Blut aus den großen Venen in die Vorhöfe. Während der Kammererschlaffung in der Diastole bewegt sich dann die Ventilebene wieder zurück, und das Blut strömt wieder überwiegend passiv aus den Vorhöfen in die Kammern ein. Dieser Mechanismus wird ____________________ genannt.

Kreuzen Sie das am **besten passende Wort** an, das die Lücke füllt!

- ☐ (a) Saug-Pumpen-Mechanismus
- ☐ (b) Druck-Pumpen-Saugung
- ☐ (c) Ventilebenenmechanismus

F1414 Prüfen Sie diese Aussage:

Der erste Herzton markiert den Anfang der Kammersystole.

Diese Aussage ist

- ☐ a) richtig
- ☐ b) falsch

Fragen

14.4 Erregungsbildung und Erregungsleitung

F1415 Welche Beschriftung muss bei (x) stehen?

Bitte kreuzen Sie die am besten passende Beschriftung an!

- ☐ a) Sinusknoten
- ☐ b) AV-Knoten
- ☐ c) His-Bündel

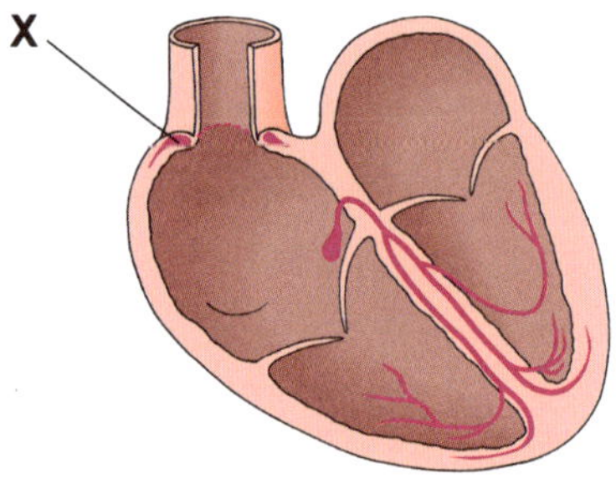

F1415

14.5 EKG

F1416 Welche Beschriftung muss bei (x) in der Abbildung F1416 stehen?

Bitte kreuzen Sie die am besten passende Beschriftung an!

- ☐ a) Vorhoferregung
- ☐ b) Kammerkomplex
- ☐ c) Rückbildungswelle

F1417 Prüfen Sie diese Aussage:

Kammerflattern und Kammerflimmern unterscheiden sich durch die Frequenz, sind aber beides lebensbedrohliche Zustände.

Diese Aussage ist
- ☐ a) richtig
- ☐ b) falsch

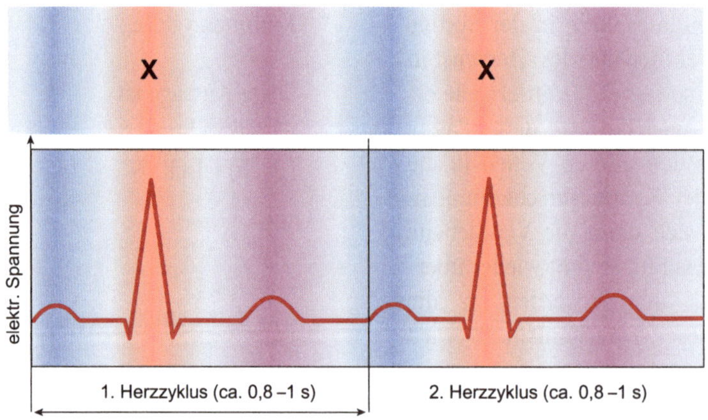

F1416

F1418 Prüfen Sie diese Aussage:

Ein Kaliummangel z.B. durch einen Missbrauch von Abführmitteln kann Extrasystolen bis hin zum Kammerflimmern hervorrufen.

Diese Aussage ist
- ☐ a) richtig
- ☐ b) falsch

14.6 Herzleistung und ihre Regulation

F1419 Prüfen Sie die folgenden Aussagen (1) bis (4):

Einflussfaktoren auf die Herzleistung sind …
1) die Vorlast, also wie viel das Herz heute schon geleistet hat.
2) die Nachlast, also der Auswurfswiderstand.
3) das preload, also quasi der Füllungsdruck der Kammern vor der Systole.
4) die Kontraktionskraft des Herzens.

Nun kreuzen Sie die Aussagenkombination an, die **am besten zutrifft!**
- ☐ a) nur 1) ist richtig
- ☐ b) nur 1) und 4) sind richtig
- ☐ c) nur 2), 3) und 4) sind richtig
- ☐ d) nur 3) und 4) sind richtig
- ☐ e) alle Aussagen sind richtig

F1420 Prüfen Sie die folgenden Aussagen (1) bis (4):

Die Ursachen für eine Herzinsuffizienz sind …
1) an erster Stelle die koronare Herzkrankheit.
2) die venöse Hypotonie, das Bluthochdruck-Leiden.
3) unter anderem auch Herzmuskelentzündungen.
4) unter anderem auch Herzklappenentzündungen.

Nun kreuzen Sie die Aussagenkombination an, die **am besten zutrifft!**
- ☐ a) nur 1) ist richtig
- ☐ b) nur 2) und 3) sind richtig
- ☐ c) nur 3) und 4) sind richtig
- ☐ d) nur 1), 3) und 4) sind richtig
- ☐ e) alle Aussagen sind richtig

F1421 Prüfen Sie diese Aussage:

Die Herzinsuffizienz zeigt sich unter anderem in Atemnot, Leistungsminderung und Ödemen.

Diese Aussage ist
- ☐ a) richtig
- ☐ b) falsch

F1422 Prüfen Sie diese Aussage:

Eine Rechtsherz-Insuffizienz zeigt sich unter anderem in einer Stauung vor dem Herzen, also in der Lunge.

Diese Aussage ist
- ☐ a) richtig
- ☐ b) falsch

14.7 Blutversorgung des Herzens

F1423 Prüfen Sie diese Aussage:

Die koronare Herzkrankheit (kurz KHK) einschließlich ihrer Folgeerkrankungen ist in den Industrieländern die häufigste Todesursache überhaupt.

Diese Aussage ist
- ☐ a) richtig
- ☐ b) falsch

F1424 **Prüfen Sie die folgenden Aussagen (1) bis (4):**

Die Angina pectoris …

1) ist eine Infektionskrankheit der Mandeln.
2) zeigt sich typisch durch anfallsartige Schmerzen in der Herzgegend.
3) kann als instabile Angina pectoris zum Herzinfarkt kippen.
4) Symptome sollten bei einem Anfall nach ca. 20 Minuten nachlassen.

Nun kreuzen Sie die Aussagenkombination an, die **am besten zutrifft!**

- ☐ a) nur 1) ist richtig
- ☐ b) nur 1) und 4) sind richtig
- ☐ c) nur 2), 3) und 4) sind richtig
- ☐ d) nur 3) ist richtig
- ☐ e) alle Aussagen sind richtig

KAPITEL

15 Kreislauf und Gefäßsystem

15.1 Aufbau des Gefäßsystems

F1501 Prüfen Sie diese Aussage:

Der Kreislauf gliedert sich in großen Kreislauf (Lungenkreislauf) und kleinen Kreislauf (Körperkreislauf).

Diese Aussage ist
- ☐ a) richtig
- ☐ b) falsch

F1502 Prüfen Sie diese Aussage:

Arterien bringen das Blut vom Herzen weg.

Diese Aussage ist
- ☐ a) richtig
- ☐ b) falsch

F1503 Kreuzen Sie die **falsche** Aussage an!

- ☐ a) Die Tunica muscularis kann auch "die Media" genannt werden.
- ☐ b) Die Tunica media kann auch "die Tunica" genannt werden.
- ☐ c) Die Tunica interna kann auch "die Intima" genannt werden.
- ☐ d) Die Tunica externa kann auch "die Tunica adventitia" genannt werden.
- ☐ e) Die Tunica externa kann auch "die Adventitia" genannt werden.

F1504 Kreuzen Sie die **falsche** Aussage an!

- ☐ a) Die Aorta ist eine Arterie vom elastischen Typ.
- ☐ b) Die Aorta ist die Hauptschlagader des Körpers.
- ☐ c) Die Aorta bringt Blut nicht zur Lunge und nicht zu den Alveolen.
- ☐ d) Die Aorta ist keine Vene.
- ☐ e) Die Aorta ist eine Arterie vom muskulären Typ.

F1505 Ergänzen Sie die folgenden Sätze:

Arterien vom muskulären Typ können durch Kontraktion und Entspannung den Strömungswiderstand und die Durchblutung beeinflussen. Sie heißen auch ______________.

Kreuzen Sie das am **besten passende Wort** an, das die Lücke füllt!
- ☐ (a) Pumpen
- ☐ (b) die Intima
- ☐ (c) Widerstandsgefäße

F1506 Prüfen Sie die folgenden Aussagen (1) bis (4):

Die Dehnbarkeit der Gefäßwände …

1) kann bei Arterien durch die Arteriosklerose abnehmen.
2) ermöglicht bei herznahen Arterien die Windkesselfunktion.
3) ist bei Venen sehr viel größer als bei Arterien.
4) ermöglicht einen gleichmäßigen Blutstrom.

Nun kreuzen Sie die Aussagenkombination an, die **am besten zutrifft!**

- ☐ (a) nur 1) ist richtig
- ☐ (b) nur 1) und 4) sind richtig
- ☐ (c) nur 1), 3) und 4) sind richtig
- ☐ (d) nur 2), 3) und 4) sind richtig
- ☐ (e) alle Aussagen sind richtig

F1507 Welche Beschriftung muss bei (x) stehen?

Bitte kreuzen Sie die am besten passende Beschriftung an!

- ☐ a) Intima
- ☐ b) Vasa vasorum
- ☐ c) Tunica media

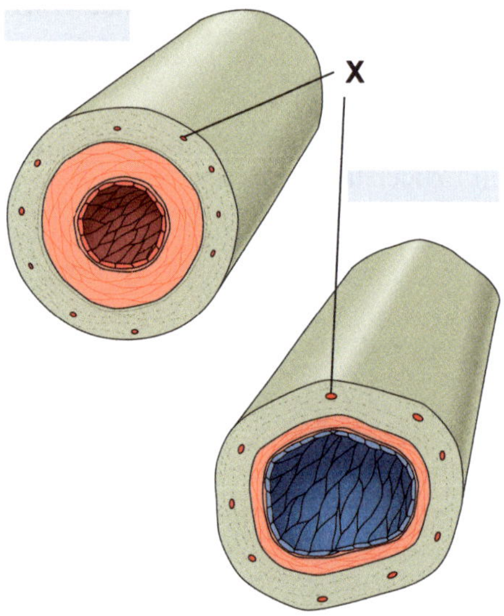

F1507

15.2 Arteriosklerose

F1508 Prüfen Sie diese Aussage:

Die Arteriosklerose kann auch Atherosklerose genannt werden.

Diese Aussage ist

- ☐ a) richtig
- ☐ b) falsch

F1509 Prüfen Sie diese Aussage:

Bei der Arteriosklerose kommt es zu Veränderungen an der Gefäß-Intima und der Media.

Diese Aussage ist

- ☐ a) richtig
- ☐ b) falsch

F1510 Kreuzen Sie die falsche Aussage an!

- ☐ a) Wandverdickung ist die Wirkung der Arteriosklerose an den Gefäßen.
- ☐ b) Elastizitätsverlust ist die Wirkung der Arteriosklerose an den Gefäßen.
- ☐ c) Die Arteriosklerose betrifft nur ältere Menschen.
- ☐ d) Arteriosklerosebedingte Herz-Kreislauf-Erkrankungen zählen zu den häufigsten Todesursachen.

F1511 Ergänzen Sie den folgenden Satz:

Schlüsselrollen für die Arteriosklerose-Entstehung spielen das LDL-Cholesterin, reaktive Sauerstoffradikale (aggressive Moleküle mit ungepaarten Elektronen), das ____________ NO, das vom Endothel der Gefäße gebildet wird, und eine Endothelverletzung.

Kreuzen Sie das am **besten passende Wort** an, das die Lücke füllt!

☐ (a) Stickstoffmonoxid
☐ (b) Sauerstoff
☐ (c) Kohlenstoffdioxid

15.3 Aneurysma

F1512 Kreuzen Sie die **falsche** Aussage an!

☐ a) Aneurysmen können im Laufe des Lebens erworben werden.
☐ b) Aneurysmen können angeboren sein.
☐ c) Aneurysmen platzen immer.

F1513 Prüfen Sie diese Aussage:

Bauchaortenaneurysmen sind viel häufiger als Brustaortenaneurysmen.

Diese Aussage ist
☐ a) richtig
☐ b) falsch

F1514 Ergänzen Sie den folgenden Satz:

Bei Aortenaneurysmen über ca. 5 cm Durchmesser wächst die Gefahr, dass das Aneurysma ____________ (reißt) und der Betroffene möglicherweise in Minuten innerlich verblutet.

Kreuzen Sie das am **besten passende Wort** an, das die Lücke füllt!

☐ (a) kontrahiert
☐ (b) rupturiert
☐ (c) expandiert

F1515 Prüfen Sie die folgenden Aussagen (1) bis (4):

Eine Aneurysma-Ausschaltung kann durchgeführt werden als ...

1) offene Resektion mit Einsetzen einer Gefäßprothese
2) offene Resektion nach Whipple
3) geschlossenes Verfahren mit Einsetzen eines Stents
4) geschlossenes Verfahren nach Whipple

Nun kreuzen Sie die Aussagenkombination an, die **am besten zutrifft!**

☐ (a) nur 1) ist richtig
☐ (b) nur 2) und 4) sind richtig
☐ (c) nur 1) und 3) sind richtig
☐ (d) nur 2), 3) und 4) sind richtig
☐ (e) alle Aussagen sind richtig

15.4 Kapillaren

F1516 Prüfen Sie diese Aussage:

Die Skelettmuskulatur, die Nieren und die Lunge haben eine geringe Kapillardichte.

Diese Aussage ist
☐ a) richtig
☐ b) falsch

F1517 Prüfen Sie diese Aussage:

Sehnen haben eine geringe Kapillardichte.

Diese Aussage ist
☐ a) richtig
☐ b) falsch

15.5 Venen

F1518 Prüfen Sie diese Aussage:

Venenklappen befinden sich nur in den Venen der Rumpfwand und den Extremitäten.

Diese Aussage ist
- ☐ a) richtig
- ☐ b) falsch

F1519 Prüfen Sie diese Aussage:

Die Vena cava superior oder die Vena cava inferior besitzt keine Venenklappen.

Diese Aussage ist
- ☐ a) richtig
- ☐ b) falsch

F1520 Prüfen Sie diese Aussage:

Im Gesicht kann das Venenblut aus der Oberlippe in den Schädel fließen ebenso wie direkt zum Hals und Herz.

Diese Aussage ist
- ☐ a) richtig
- ☐ b) falsch

F1521 Prüfen Sie diese Aussage:

Taschenklappen verhindern den Rückstrom des Blutes in den Venen der Arme und Beine.

Diese Aussage ist
- ☐ a) richtig
- ☐ b) falsch

F1522 Ergänzen Sie die folgenden Sätze:

Unterstützt wird das Klappensystem der Beinvenen durch die Unterschenkelmuskulatur, die die tiefen Venen umgibt. Kontrahiert sich die Muskulatur, z. B. beim Gehen oder Laufen, so drückt sie die Venen rhythmisch zusammen und presst dadurch das ______________________. Diese Muskelpumpe vergrößert den Rückfluss zum Herzen erheblich.

Kreuzen Sie die am **besten passenden Worte** an, die die Lücke füllen!
- ☐ (a) Blut vom Herzen weg
- ☐ (b) Lymphe ins Herz
- ☐ (c) Blut zum Herzen

F1523 Prüfen Sie diese Aussage:

Venolen sind kleine Venen.

Diese Aussage ist
- ☐ a) richtig
- ☐ b) falsch

F1524 Kreuzen Sie die **falsche** Aussage an!

- ☐ a) Etwa 65% des Blutes befindet sich in den Venen.
- ☐ b) Die Lungenvenen enthalten etwa 10% des Blutes.
- ☐ c) Arterien werden auch als Kapazitätsgefäße bezeichnet.

F1525 Prüfen Sie die folgenden Aussagen (1) bis (4):

Bei Krampfadern …

1) sind diese Besenreiter und dicke Arterien der Haut.
2) liegt eine Aortenklappeninsuffizienz vor.
3) schließen die Venenklappen nicht.
4) ist die betroffene Vene gedehnt und die Wandspannung ungenügend.

Nun kreuzen Sie die Aussagenkombination an, die **am besten zutrifft!**

- ☐ a) nur 1) ist richtig
- ☐ b) nur 1) und 4) sind richtig
- ☐ c) nur 1), 3) und 4) sind richtig
- ☐ d) nur 3) und 4) sind richtig
- ☐ e) alle Aussagen sind richtig

15.6 Aorta

F1526 Ergänzen Sie die folgenden Sätze:

Die Aorta gibt zunächst zwei kleine Äste ab, die den Herzmuskel mit Blut versorgen: die A. ______________ sinistra und dextra (linke bzw. rechte Koronararterie). Danach steigt sie auf (Aorta ascendens, aufsteigende Aorta), verläuft im Bogen oberhalb des Truncus pulmonalis und zieht dann abwärts (Aorta descendens, absteigende Aorta).

Kreuzen Sie das am **besten passende Wort** an, das die Lücke füllt!

- ☐ a) thoracica
- ☐ b) coronaria
- ☐ c) abdominalis

F1527 Kreuzen Sie die **falsche** Aussage an!

- ☐ a) Der Aortenbogen gibt drei Gefäße zu Armen und Kopf ab.
- ☐ b) Der Truncus brachiocephalius versorgt linken Arm und rechte Kopfhälfte.
- ☐ c) Als direkte Äste des Aortenbogens entspringen die Arteria carotis communis sinistra und die Arteria subclavia sinistra.
- ☐ d) Als Karotissinus wird die Erweiterung des Arteria carotis interna an der Gabelung der Arteria carotis communis bezeichnet.

F1528 Prüfen Sie die folgenden Aussagen (1) bis (4):

Die Arteria subclavia ...

1) heißt in der Region der Achsel A. axillaris.
2) gibt die Arteria vertebralis zur HWS und zum Gehirn ab.
3) heißt später am Oberarm Arteria brachialis.
4) ist die einzige Arterie für den Arm.

Nun kreuzen Sie die Aussagenkombination an, die **am besten zutrifft!**

- ☐ a) nur 1) ist richtig
- ☐ b) nur 1) und 4) sind richtig
- ☐ c) nur 1), 3) und 4) sind richtig
- ☐ d) nur 2), 3) und 4) sind richtig
- ☐ e) alle Aussagen sind richtig

15.7 Physiologie

F1529 Kreuzen Sie die **falsche** Aussage an!

☐ a) Kurzfristig kann vom Hochleistungssportler eine Herzfrequenz von 200 Schlägen pro Minute im Gesunden erreicht werden.

☐ b) Das Herzminutenvolumen kann auf 20 Liter pro Minute beim Untrainierten und auf 30 Liter pro Minute beim Trainierten ansteigen.

☐ c) Extreme körperliche Anstrengung kann das Atemminutenvolumen von ca. 7 Litern pro Minute auf bis zu 100 Liter pro Minute steigern.

☐ d) Die Milchsäure im Urin kann zu einer zu starken Abatmung von O_2 führen.

F1530 Prüfen Sie die folgenden Aussagen (1) bis (4):

Schwere Arbeit oberhalb der Dauerleistungsgrenze zeigt sich daran, dass ...

1) die Herzfrequenz erst ansteigt, dann wieder abfällt.
2) die Milchsäurekonzentration im Blut stetig ansteigt.
3) sich eine metabolische Alkalose entwickelt.
4) ein Leistungsabbruch erfolgen muss.

Nun kreuzen Sie die Aussagenkombination an, die **am besten zutrifft!**

☐ a) nur 2) ist richtig

☐ b) nur 1) und 3) sind richtig

☐ c) nur 1), 2) und 4) sind richtig

☐ d) nur 2), 3) und 4) sind richtig

☐ e) alle Aussagen sind richtig

F1531 Ergänzen Sie die folgenden Sätze:

Die Höhe des Blutdrucks hängt ab vom Herzzeitvolumen, ______________________________ ______________ und dem Blutvolumen. Ferner spielt die Körperposition eine Rolle: Im Stehen erhöht sich unterhalb der Herzebene der Druck in den Gefäßen durch den schwerkraftbedingten Druck der stehenden Blutsäule (hydrostatischer Druck).

Kreuzen Sie das am **besten passende Wort** an, das die Lücke füllt!

☐ a) der peripheren Wassersäule

☐ b) dem peripheren Widerstand

☐ c) der Gefäßweichlichkeit

F1532 Kreuzen Sie die **falsche** Aussage an!

☐ a) Pressorezeptoren befinden sich im Glomus caroticum, an der Wurzel der A. carotis communis und im Aortenbogen.

☐ b) Pressorezeptoren werden vom N. pressarius aus dem N. trigeminus II versorgt.

☐ c) Der Pressorezeptoren-Reflex führt bei Blutdruckabfall zur Reizung der Pressorezeptoren in der Aorta und der A. carotis und damit zur Stimulation des Kreislaufzentrums im verlängerten Mark, was zu einer Sympathikusaktivierung führt.

☐ d) Pressorezeptoren passen sich bei länger bestehenden "falschen" Blutdruckwerten den neuen Gegebenheiten an.

F1533 Ergänzen Sie die folgenden Sätze:

Sinkt die Nierendurchblutung ab (etwa durch Blutdruckabfall, aber auch durch Nierenarterienverengung), führt dies zu erhöhter _______-Freisetzung in der Niere. _________ fördert die Umwandlung von Angiotensinogen zu Angiotensin I, aus dem dann mit Hilfe des Angiotensin-converting-Enzyms (ACE) Angiotensin II entsteht. Durch die starke gefäßverengende Wirkung des Angiotensins II steigt der Blutdruck wieder an.

Kreuzen Sie das am **besten passende Wort** an, das die beiden Lücken füllt!

- ☐ a) Renin
- ☐ b) Angiotensin
- ☐ c) Aldosteron

F1534 Prüfen Sie die folgenden Aussagen (1) bis (4):

Die langfristige Blutdruckregulation ...

1) geht auch über die Niere.
2) reguliert das Blutvolumen z. B. über die sog. Druckdiurese.
3) geht auch über den Hypothalamus.
4) reguliert das Blutvolumen z. B. über das antidiuretische Hormon ADH.

Nun kreuzen Sie die Aussagenkombination an, die **am besten zutrifft!**

- ☐ a) nur 1) ist richtig
- ☐ b) nur 1) und 4) sind richtig
- ☐ c) nur 1), 3) und 4) sind richtig
- ☐ d) nur 2), 3) und 4) sind richtig
- ☐ e) alle Aussagen sind richtig

F1535 Prüfen Sie diese Aussage:

Die Blutdruckmessung nach Riva-Rocci ist die unblutige, indirekte Druckmessung mit Druckmanschette und Stethoskop.

Diese Aussage ist

- ☐ a) richtig
- ☐ b) falsch

F1536 Kreuzen Sie die **falsche** Aussage an!

- ☐ a) Die Umrechnung des Blutdrucks in Pascal hat sich nicht durchgesetzt (10 mmHG entsprechen etwa 1,33 kPa).
- ☐ b) Als arterielle Hypertonie wird ein in Ruhe gemessener systolischer Blutdruck von ≥120 mmHg bezeichnet.
- ☐ c) Der ZVD (= zentral-venöser Druck) ist bei einer normalen arteriellen Blutdruckmessung nicht erfasst.

F1537 Prüfen Sie diese Aussage:

Cholesterin ist lebensnotwendig.

Diese Aussage ist

- ☐ a) richtig
- ☐ b) falsch

F1538 Kreuzen Sie die **eine falsche** Aussage an!

- ☐ a) Das in der Leber gebildete Cholesterin gehört zu den fettähnlichen Stoffen, den Proteasen.
- ☐ b) Cholesterin ist wesentlicher Bestandteil aller Zellmembranen.
- ☐ c) Cholesterin ist Ausgangsstoff für die Biosynthese mehrerer Hormone.
- ☐ d) Cholesterin ist Ausgangsstoff für die Biosynthese der Gallensäuren.
- ☐ e) Cholesterin ist Ausgangsstoff für die Biosynthese von Vitamin D.

F1539 Ergänzen Sie die folgenden Sätze:

Um das wasserunlösliche Cholesterin auf dem Blutweg zu den Zellen zu transportieren, werden Transportproteine benötigt. Die so entstehenden Protein-Cholesterin-Komplexe heißen ________ ________.

Kreuzen Sie das am **besten passende Wort** an, das die Lücke füllt!

- ☐ (a) Proteolipide
- ☐ (b) Proteolipocholesterine
- ☐ (c) Proteocholesterine
- ☐ (d) Lipoproteocholesterine
- ☐ (e) Lipoproteine

F1540 Prüfen Sie die folgenden Aussagen (1) bis (4):

HDL ...

1) wird oft das „gute" Cholesterin genannt.
2) in großen Mengen im Blut ist ein Risikofaktor für Arteriosklerose.
3) bringt überschüssiges Cholesterin zur Leber.
4) ist eine Eiweiß-Fett-Transportform von Cholesterin.

Nun kreuzen Sie die Aussagenkombination an, die **am besten zutrifft!**

- ☐ (a) nur 1) ist richtig
- ☐ (b) nur 1) und 2) sind richtig
- ☐ (c) nur 1), 3) und 4) sind richtig
- ☐ (d) nur 2) und 4) sind richtig
- ☐ (e) alle Aussagen sind richtig

F1541 Prüfen Sie diese Aussage:

Patienten mit genetisch bedingter Hypercholesterinämie leiden sehr jung bereits an kardiovaskulären Erkrankungen.

Diese Aussage ist
- ☐ a) richtig
- ☐ b) falsch

F1542 Prüfen Sie diese Aussage:

Es ist weithin bekannt, dass zu viele Studien von der Pharmaindustrie gesponsert und nicht unabhängig durchgeführt werden.

Diese Aussage ist
- ☐ a) richtig
- ☐ b) falsch

F1543 Prüfen Sie diese Aussage:

LDL-Plasmawerte bergen ein kardiovaskuläres Risiko.

Diese Aussage ist
- ☐ a) richtig
- ☐ b) falsch

F1544 Prüfen Sie diese Aussage:

Durch eine cholesterinarme Diät lässt sich wenig erreichen, da die Hauptmenge an Cholesterin aus der Produktion der eigenen Leber stammt.

Diese Aussage ist
- ☐ a) richtig
- ☐ b) falsch

KAPITEL

16 Atmungssystem

16.1 Übersicht

F1601 Prüfen Sie diese Aussage:

Die Nasenhöhle wird durch die Nasenscheidewand in Nasennebenhöhlen getrennt.

Diese Aussage ist
- ☐ a) richtig
- ☐ b) falsch

F1602 Kreuzen Sie die **eine falsche** Aussage an!

- ☐ a) Im unteren Nasengang mündet der Tränennasengang.
- ☐ b) Im oberen Nasengang mündet der Ausgang der Kieferhöhlen.
- ☐ c) Zum mittleren Nasengang hin öffnen sich fast alle Nasennebenhöhlen.
- ☐ d) Bei einer Sinusitis kann der Ausgang der Nasennebenhöhlen verschlossen sein.
- ☐ e) Heute ist es angebracht, nur noch von Influenza statt Grippe zu sprechen.

F1603 Welche Beschriftung muss bei (x) stehen?

Bitte kreuzen Sie die am besten passende Beschriftung an!

- ☐ a) Exspiration
- ☐ b) Inspiration
- ☐ c) Perspiration

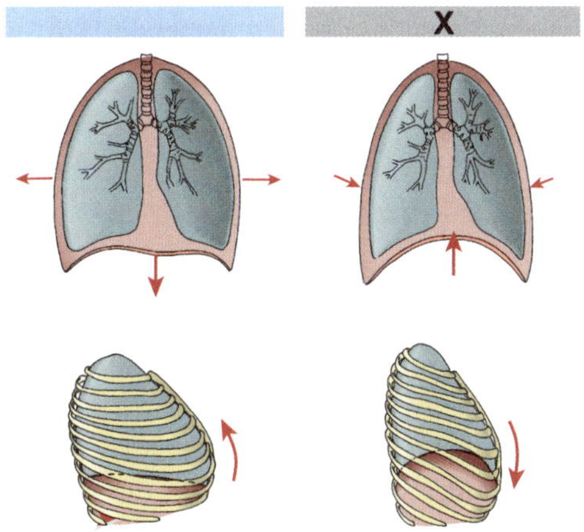

F1603

F1604 Prüfen Sie diese Aussage:

Das exspirative Reservevolumen wird nur bei vertiefter Ausatmung ausgeatmet.

Diese Aussage ist
- ☐ a) richtig
- ☐ b) falsch

Fragen

F1605 Prüfen Sie diese Aussage:

Eine verminderte Ventilation (Hypoventilation) führt zum Abfall der CO_2- und zum Anstieg der O_2-Konzentration in den Alveolen.

Diese Aussage ist
- ☐ a) richtig
- ☐ b) falsch

F1606 Ergänzen Sie den folgenden Satz:

Übersteigt der CO_2-Partialdruck einen Wert von 8,0—9,4 kPa (60—70mmHg), so können die Nervenzellen nicht mehr richtig funktionieren und es setzt eine Bewusstseinstrübung, im Extremfall Bewusstlosigkeit, ein (______________).

Kreuzen Sie das am **besten passende Wort** an, das die Lücke füllt!
- ☐ (a) O_2-Koma
- ☐ (b) CO_2-Narkose
- ☐ (c) CO-Koma

F1607 Prüfen Sie diese Aussage:

Bei Patienten mit chronischen Atemwegserkrankungen finden sich ständig erhöhte CO_2-Konzentrationen im Blut. Die Chemorezeptoren gewöhnen sich daran und reagieren nicht mehr auf einen Anstieg des pCO_2, der Atemantrieb erfolgt nun hauptsächlich über eine O_2-Mangel-Antwort. Wird solchen Patienten reiner Sauerstoff gegeben, so fällt der letzte Atemantrieb (der niedrige pO_2) weg: Es kann zum Atemstillstand (Apnoe) kommen.

Diese Aussage ist
- ☐ a) richtig
- ☐ b) falsch

16.2 Häufige Krankheitsbilder

F1608 Prüfen Sie diese Aussage:

Eine Pneumonie ist heute nicht mehr lebensgefährlich.

Diese Aussage ist
- ☐ a) richtig
- ☐ b) falsch

F1609 Ergänzen Sie den folgenden Satz:

Das ______________ zeigt Dyskrinie, bronchiale Hyperreagibilität und Bronchospasmus.

Kreuzen Sie das am **besten passende Wort** an, das die Lücke füllt!
- ☐ (a) Asthenia musculorum
- ☐ (b) Angina pectoris
- ☐ (c) Asthma bronchiale

F1610 Prüfen Sie die folgenden Aussagen (1) bis (4):

Bei der COPD …
- ☐ sind die Atemwege verengt.
- ☐ kann sich eine Rechts-Herz-Insuffizienz entwickeln.
- ☐ kann ein Lungenemphysem das Endstadium sein.
- ☐ ist das Rauchen ein häufiger Verursacher.

Nun kreuzen Sie die Aussagenkombination an, die **am besten zutrifft!**
- ☐ (a) nur 1) ist richtig
- ☐ (b) nur 1) und 4) sind richtig
- ☐ (c) nur 1), 2) und 4) sind richtig
- ☐ (d) nur 1), 3) und 4) sind richtig
- ☐ (e) alle Aussagen sind richtig

Fragen

F1611 Prüfen Sie diese Aussage:

Das Lungen- und Bronchial-Karzinom ist heute der dritthäufigste Krebs.

Diese Aussage ist

- ☐ a) richtig
- ☐ b) falsch

F1612 Ergänzen Sie den folgenden Satz:

Die Lungenembolie ist nicht selten tödlich. Am häufigsten tritt sie nach Operationen und Entbindungen auf, prinzipiell sind aber alle Patienten gefährdet, die nicht mindestens __________ täglich außerhalb ihres Bettes verbringen. Hieraus wird die immense Bedeutung der Frühmobilisierung und der Thromboseprophylaxe verständlich.

Kreuzen Sie das am **besten passende Wort** an, das die Lücke füllt!

- ☐ (a) 1—2 Stunden
- ☐ (b) 5—6 Stunden
- ☐ (c) 12—16 Stunden

F1613 Prüfen Sie die folgenden Aussagen (1) bis (4):

Das Schlaf-Apnoe-Syndrom …

1) ist mit bis zu 10% in der Bevölkerung häufig.
2) kann zu Hypertonie führen.
3) kann zu Impotenz führen.
4) kann zu Depressionen führen.

Nun kreuzen Sie die Aussagenkombination an, die **am besten zutrifft!**

- ☐ (a) nur 2) ist richtig
- ☐ (b) nur 2) und 4) sind richtig
- ☐ (c) nur 1), 2) und 4) sind richtig
- ☐ (d) nur 1) und 4) sind richtig
- ☐ (e) alle Aussagen sind richtig

KAPITEL

17 Verdauungssystem

17.1 Übersicht

F1701 Prüfen Sie diese Aussage:

Die Digestion ist der Abbau der Nahrung in resorptionsfähige Bestandteile.

Diese Aussage ist
- ☐ a) richtig
- ☐ b) falsch

F1702 Prüfen Sie diese Aussage:

Der größte Teil (etwa 95%) des Flüssigkeitsvolumens des Verdauungstraktes wird im Dickdarm rückresorbiert.

Diese Aussage ist
- ☐ a) richtig
- ☐ b) falsch

F1703 Kreuzen Sie die **eine falsche** Aussage an!

- ☐ a) Die Submukosa enthält den Plexus submucosus.
- ☐ b) Der Plexus myentericus wird auch Auerbach-Plexus genannt.
- ☐ c) Die Mukosa weist auch eine dünne Muskelschicht auf.
- ☐ d) Die Muskularis besteht aus quergestreifter oder glatter Muskulatur.
- ☐ e) Jeder Abschnitt des Verdauungstraktes besitzt eine Serosa.

F1704 Kreuzen Sie die **eine falsche** Aussage an!

- ☐ a) Der Retroperitonealraum ist der Raum hinter der Bauchhöhle.
- ☐ b) Der Intraperitonealraum ist der Raum der Bauchhöhle selbst.
- ☐ c) Der Subperitonealraum ist der Raum über der Bauchhöhle.
- ☐ d) Die Wand des Peritonealraums wird vom Peritoneum parietale gebildet.
- ☐ e) Das Peritoneum auf den intraperitonealen Organen ist das viszerale Peritoneum.

F1705 Ergänzen Sie die folgenden Sätze:

Häufigste Ursache einer Peritonitis ist die ______________ (Durchbruch) eines keimbesiedelten Abschnitts des Verdauungsrohrs, z. B. des Wurmfortsatzes oder eines Divertikels, mit nachfolgender Keimverschleppung in die Bauchhöhle.

Kreuzen Sie das am **besten passende Wort** an, das die Lücke füllt!
- ☐ (a) Dislokation
- ☐ (b) Perfusion
- ☐ (c) Perforation

F1706 Prüfen Sie die folgenden Aussagen (1) bis (4):

Das akute Abdomen …
1) ist häufig durch eine Perforation des Darmrohres verursacht.
2) zeigt typischerweise einen bretttharten Bauch.
3) kann zu einem paralytischen Ileus führen.
4) ist lebensbedrohlich.

Nun kreuzen Sie die Aussagenkombination an, die **am besten zutrifft!**
- ☐ (a) nur 1) ist richtig
- ☐ (b) nur 1) und 4) sind richtig
- ☐ (c) nur 1), 3) und 4) sind richtig
- ☐ (d) nur 2), 3) und 4) sind richtig
- ☐ (e) alle Aussagen sind richtig

F1707 Welche Beschriftung muss bei (x) stehen?

Bitte kreuzen Sie die am besten passende Beschriftung an!

- ☐ a) A. lienalis
- ☐ b) A. gastrica sinistra
- ☐ c) A. mesenterica superior

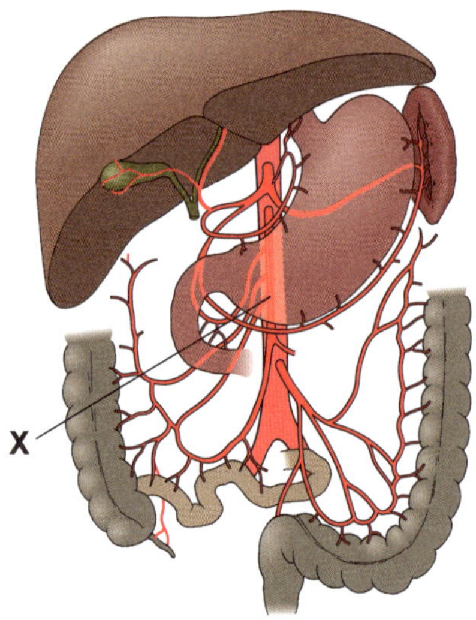

F1707

F1708 Prüfen Sie diese Aussage:

Das Zahnfleisch ist die fest mit der Knochenhaut verwachsene Mundschleimhaut um die Zahnhälse herum.

Diese Aussage ist
- ☐ a) richtig
- ☐ b) falsch

F1709 Prüfen Sie diese Aussage:

Nach seiner Entwicklung ist der Zahnschmelz frei von Zellen.

Diese Aussage ist
- ☐ a) richtig
- ☐ b) falsch

F1710 Kreuzen Sie die **eine falsche** Aussage an!

- ☐ a) Der Schwund des Parodontiums wird Parodontose genannt.
- ☐ b) Eine Gingivitis kann das Parodontium angreifen.
- ☐ c) Zahnfleischbluten beim Zähneputzen ist ein frühes Warnzeichen der Parodontose.
- ☐ d) Wer Fluoride in der Zahncreme verwendet, muss seltener Zähneputzen.
- ☐ e) Bei der Karies wandeln Bakterien Kohlenhydrate in aggressive Säuren um.

F1711 Prüfen Sie die folgenden Aussagen (1) bis (4):

Beim Kauen …
1) schließt der M. masseter den Kiefer.
2) schließt der M. temporalis den Kiefer.
3) schließt der M. pterygoideus medialis den Kiefer.
4) schließt der M. pterygoideus lateralis den Kiefer.

Fragen

Nun kreuzen Sie die Aussagenkombination an, die **am besten zutrifft!**

☐ (a) nur 1), 2) und 3) sind richtig
☐ (b) nur 1), 3) und 4) sind richtig
☐ (c) nur 2), 3) und 4) sind richtig
☐ (d) nur 1), 3) und 4) sind richtig
☐ (e) alle Aussagen sind richtig

F1712 Kreuzen Sie die **eine falsche** Aussage an!

☐ a) Die Zunge dient auch der Lautbildung.
☐ b) Das Zungenbändchen führt zu den Öffnungen der Unterkieferspeicheldrüsen.
☐ c) Die Muskulatur der Zunge ist überwiegend quergestreift.
☐ d) Die Außenmuskulatur der Zunge ist in der Zungenumgebung verankert.
☐ e) Die Zungenmuskulatur wird vom N. facialis, dem X. Hirnnerv, versorgt.

F1713 Prüfen Sie die folgenden Aussagen (1) bis (4):

Die Zungenschleimhaut …

1) ist (mit Ausnahme der Spitzen der Papillae filiformes) unverhornt.
2) ist sensibel und sensorisch innerviert.
3) zeigt Papillae fungiformes, vallatae und foliatae.
4) der Zungenwurzel zeigt viel lymphatisches Gewebe.

Nun kreuzen Sie die Aussagenkombination an, die **am besten zutrifft!**

☐ (a) nur 1), 2) und 3) sind richtig
☐ (b) nur 1), 3) und 4) sind richtig
☐ (c) nur 2), 3) und 4) sind richtig
☐ (d) nur 1), 3) und 4) sind richtig
☐ (e) alle Aussagen sind richtig

17.2 Rachen und Speiseröhre

F1714 Prüfen Sie diese Aussage:

Eine herausnehmbare Zahnprothese sollte besonders nachts herausgenommen werden, dass keine Verletzungen an der Mundschleimhaut entstehen können.

Diese Aussage ist

☐ a) richtig
☐ b) falsch

F1715 Prüfen Sie diese Aussage:

Beim Schluckakt wird reflektorisch auch die Stimmritze verschlossen.

Diese Aussage ist

☐ a) richtig
☐ b) falsch

F1716 Kreuzen Sie die **eine falsche** Aussage an!

☐ a) Die Speiseröhre kann an der Ringknorpelenge nur 1,5 cm weit werden.
☐ b) Die Speiseröhre kann sich bis zu 3,5 cm dehnen.
☐ c) Die Speiseröhre weist drei Engstellen auf.
☐ d) Die größten Bissen sollten nicht größer sein als 3,5 cm.

F1717 Ergänzen Sie den folgenden Satz:

Bei unzureichendem Verschluss des unteren Ösophagussphinkters kann Magensaft in die Speiseröhre zurückfließen (Reflux). Leitbeschwerden der daraus resultierenden Refluxkrankheit (gastroesophageal reflux disease, kurz GERD) sind Sodbrennen, saures Aufstoßen, brennende Schmerzen hinter dem Brustbein sowie Schluckschmerzen, Husten und Heiserkeit. Entwickelt sich eine Speiseröhrenentzündung, spricht man von einer ______________.

Kreuzen Sie das am **besten passende Wort** an, das die Lücke füllt!

- ☐ (a) Refluxösophagitis
- ☐ (b) Refluxstomatitis
- ☐ (c) Refluxitis

17.3 Magen

F1718 Welche Beschriftung muss bei (x) stehen?

Bitte kreuzen Sie die am besten passende Beschriftung an!

- ☐ a) Kardia
- ☐ b) Fundus
- ☐ c) Korpus

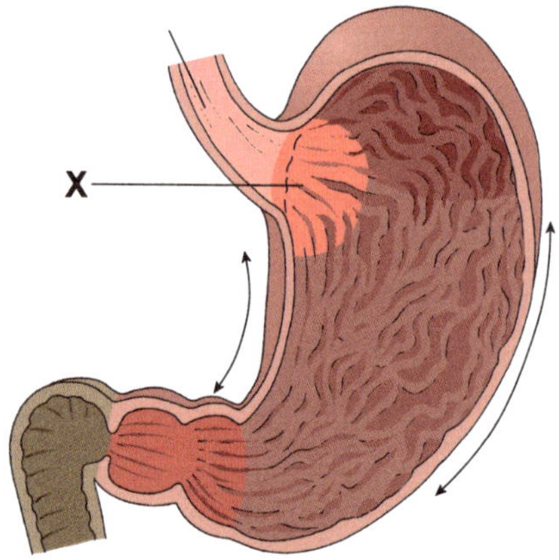

F1718

F1719 Prüfen Sie diese Aussage:

Das Fassungsvermögen des Magens beträgt etwa 0,5 L.

Diese Aussage ist

- ☐ a) richtig
- ☐ b) falsch

F1720 Kreuzen Sie die **eine falsche** Aussage an!

- ☐ a) Die Kardia ist der Magengrund, der an den Korpus angrenzt.
- ☐ b) Das Korpus des Magens grenzt an den Vorraum des Pförtners.
- ☐ c) Das Antrum pylori grenzt an den Pylorus an.
- ☐ d) Der Pförtner ist der Pylorus, der den Übergang zum Dünndarm darstellt.

17.4 Dünndarm

F1721 Prüfen Sie die folgenden Aussagen (1) bis (4)

Der Dünndarm …

1) hat als Hauptaufgabe die Aufnahme von Salzen und Wasser.
2) besteht aus Duodenum, Jejunum und Ileum.
3) hat durch Schleimhautfalten, Zotten und Mikrovilli eine riesige Oberfläche.
4) liegt größtenteils intraperitoneal.

Nun kreuzen Sie die Aussagenkombination an, die **am besten zutrifft!**

- ☐ (a) nur 1), 3) und 4) sind richtig
- ☐ (b) nur 2), 3) und 4) sind richtig
- ☐ (c) nur 3) und 4) sind richtig
- ☐ (d) nur 1 und 4) sind richtig
- ☐ (e) alle Aussagen sind richtig

Fragen

F1722 Prüfen Sie diese Aussage:

Als myoelektrischer Motorkomplex wird eine kräftige peristaltische Welle zur Entfernung von Speiseresten bezeichnet, die sich oft als "Magenknurren" bemerkbar macht.

Diese Aussage ist
- ☐ a) richtig
- ☐ b) falsch

F1723 Prüfen Sie diese Aussage:

Kerckring-Falten werden hohe, ringförmig verlaufende Falten der Schleimhaut genannt.

Diese Aussage ist
- ☐ a) richtig
- ☐ b) falsch

F1724 Kreuzen Sie die **eine richtige** Aussage an!

- ☐ a) Die Brunner-Drüsen sezernieren ein saures, seröses Sekret.
- ☐ b) Zahlreich sind in den Lieberkühn-Drüsen die Becherzellen.
- ☐ c) Enterozyten sind endokrine Zellen in den Lieberkühn-Drüsen.
- ☐ d) Lymphgefäße fehlen in den Zotten.
- ☐ e) Erst nach vielen Wochen werden die Dünndarmepithelzellen erneuert.

17.5 Pankreassaft und Galle, Gallenwege und Gallenblase

F1725 Prüfen Sie diese Aussage:

Das Pankreas gibt pro Tag etwa 1,5 L alkalisches Sekret ab.

Diese Aussage ist
- ☐ a) richtig
- ☐ b) falsch

F1726 Prüfen Sie diese Aussage:

Die Enteropeptidase, ein Enzym der Dünndarmschleimhaut, wandelt das unfertige Trypsin in das aktive Trypsinogen des Pankreassaftes um.

Diese Aussage ist
- ☐ a) richtig
- ☐ b) falsch

F1727 Prüfen Sie diese Aussage:

Die Pankreasenzyme dienen der Eiweißverdauung (Trypsin, Chymotrypsin und Carboxypeptidase), der Kohlenhydratverdauung (α-Amylase) und der Fettverdauung (Lipase).

Diese Aussage ist
- ☐ a) richtig
- ☐ b) falsch

F1728 Prüfen Sie diese Aussage:

Die Blasengalle ist wesentlich dünnflüssiger und wasserhaltiger als die direkt von der Leber gebildete Galle.

Diese Aussage ist
- ☐ a) richtig
- ☐ b) falsch

F1729 Prüfen Sie die folgenden Aussagen (1) bis (4):

Für die Fettverdauung …
1) sind Gallensäuren und Cholesterin in der Galle wichtig.
2) ist die Durchmischung des Speisebreis im Dünndarm wichtig.
3) ist die Steuerfunktion von Sekretin und Cholezystokinin wichtig.
4) Cholezystokinin (CCK) verschließt den Gallengang.

Nun kreuzen Sie die Aussagenkombination an, die **am besten zutrifft!**
- ☐ (a) nur 1) ist richtig
- ☐ (b) nur 1) und 4) sind richtig
- ☐ (c) nur 1), 2) und 3) sind richtig
- ☐ (d) nur 2), 3) und 4) sind richtig
- ☐ (e) alle Aussagen sind richtig

F1730 Ergänzen Sie den folgenden Satz:

Der ______________________ steigt hinter dem Duodenum ab, durchquert den Pankreaskopf und mündet in der Regel gemeinsam mit dem Ausführungsgang des Pankreas (Ductus pancreaticus) in die Papille (Papilla duodeni major, Papilla Vateri) des Duodenums.

Kreuzen Sie das am **besten passende Wort** an, das die Lücke füllt!
- ☐ (a) Ductus choledochus
- ☐ (b) Ductus cysticus
- ☐ (c) Ductus hepaticus

F1731 Welche Beschriftung muss bei (x) stehen?

Bitte kreuzen Sie die am besten passende Beschriftung an!
- ☐ a) Papilla duodeni major
- ☐ b) Papilla duodeni minor
- ☐ c) Papilla duodeni accessoria

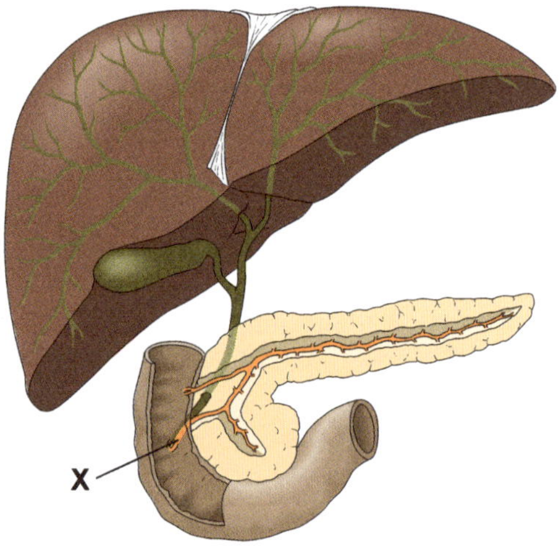

F1731

F1732 Prüfen Sie diese Aussage:

Nur etwa ¼ der Betroffenen erleben ein typisches Zeichen des Gallensteinleidens: Druckgefühl im Oberbauch, besonders nach fetthaltiger Nahrung.

Diese Aussage ist
- ☐ a) richtig
- ☐ b) falsch

F1733 Prüfen Sie diese Aussage:

Als ERCP bezeichnet man die Füllung und Darstellung der Gallenwege mit Röntgenkontrastmittel vom Dünndarm herkommend.

Diese Aussage ist
- ☐ a) richtig
- ☐ b) falsch

F1734 Prüfen Sie diese Aussage:

Eine chronische Cholezystitis ist ein Risikofaktor für ein Gallenblasenkarzinom.

Diese Aussage ist
- ☐ a) richtig
- ☐ b) falsch

17.6 Resorption

F1735 Prüfen Sie diese Aussage:

Die meisten Nährstoffe werden im Duodenum und Jejunum resorbiert, das Ileum bildet quasi nur einer Resorptions-Reserve.

Diese Aussage ist
- ☐ a) richtig
- ☐ b) falsch

F1736 Prüfen Sie die folgenden Aussagen (1) bis (4):

Bei der Eiweißverdauung und -resorption ...
1) sind Neugeborene in der Lage, ganze Eiweiße wie IgG von der Darmschleimhaut aufnehmen zu können.
2) stoppt die saure Magen-Lipase im sauren Dickdarm.
3) benötigen die Peptidasen des Pankreas ein alkalisches Milieu.
4) darf das Trypsin nicht zurück in das Pankreas gelangen.

Nun kreuzen Sie die Aussagenkombination an, die **am besten zutrifft!**
- ☐ a) nur 1) und 2) sind richtig
- ☐ b) nur 2) und 4) sind richtig
- ☐ c) nur 1), 3) und 4) sind richtig
- ☐ d) nur 3) ist richtig
- ☐ e) alle Aussagen sind richtig

F1737 Prüfen Sie die folgenden Aussagen (1) bis (4):

Bei der Verdauung und Resorption der Kohlenhydrate ...
1) beginnt die Verdauung bereits im Mund durch das Ptyalin der Speicheldrüsen.
2) werden nur Einzelzucker (Glukose, Fruktose, Galaktose) von der Darmschleimhaut aufgenommen.
3) besteht für Glukose und Galaktose ein aktiver Na-Symport.
4) besteht für Fruktose nur die erleichterte Diffusion, weshalb immer Fruktose im Darm zurückbleibt.

Nun kreuzen Sie die Aussagenkombination an, die **am besten zutrifft!**
- ☐ a) nur 1) ist richtig
- ☐ b) nur 1) und 4) sind richtig
- ☐ c) nur 2), 3) und 4) sind richtig
- ☐ d) nur 3) ist richtig
- ☐ e) alle Aussagen sind richtig

17.7 Dickdarm und Rektum

F1738 Prüfen Sie diese Aussage:

Das Rektum (der Mastdarm) dickt den Kot ein und speichert ihn.

Diese Aussage ist
- ☐ a) richtig
- ☐ b) falsch

F1739 Prüfen Sie diese Aussage:

Die Dickdarmschleimhaut besitzt besonders viele Zotten.

Diese Aussage ist
- ☐ a) richtig
- ☐ b) falsch

F1740 Kreuzen Sie die **eine falsche** Aussage an!

- ☐ a) Die Tänien des Colons sind zusammengebündelte Längsmuskelstreifen.
- ☐ b) Die Haustren sind starre, fixe Gebilde der Dickdarmwand.
- ☐ c) Die Appendices epiploicae sitzen auf der Außenseite des Dickdarms.
- ☐ d) Ein Mesocolon besitzen das Querkolon und das Sigmoid.
- ☐ e) Der Anfang des Dickdarms ist das Caecum.

F1741 Kreuzen Sie die **eine falsche** Aussage an!

- ☐ a) Der Appendix vermiformis besitzt in der Wand zahlreiche Lymphfollikel.
- ☐ b) Ein Rückfluss von Darminhalt aus dem Colon ins Ileum wird durch die Ileozäkalklappe verhindert.
- ☐ c) Eine Blinddarmentzündung sollte man frühzeitig mit einer Appendektomie behandeln.
- ☐ d) Wegen der Gefahr der Perforation ist die Appendizitis gefürchtet.
- ☐ e) Man sollte Kirschsteine nie unzerkaut verschlucken, weil diese oft eine Blinddarmentzündung verursachen.

F1742 Ergänzen Sie die folgenden Sätze:

In der Hämorrhoidalzone des Enddarmes liegt unter der Schleimhaut des Rektums ein ______________, das mit der oberen Mastdarmschlagader (A. rectalis superior) in Verbindung steht. Dieser arteriovenöse Schwellkörper trägt neben den beiden beschriebenen Muskeln maßgeblich zum Verschluss des Afters bei.

Kreuzen Sie das am **besten passende Wort** an, das die Lücke füllt!
- ☐ (a) Venengeflecht
- ☐ (b) Arteriengeflecht
- ☐ (c) Nervengeflecht

Fragen

F1743 Prüfen Sie die folgenden Aussagen (1) bis (4):

Der Kot (die faeces) …

1) besteht zum größten Teil aus Bakterien.
2) erhält seine braune Farbe letztlich vom Blutfarbstoff.
3) enthält neben Nahrungsresten auch abgestoßene Epithelzellen.
4) und seine Beschaffenheit kann bei Krankheiten wichtige Hinweise geben.

Nun kreuzen Sie die Aussagenkombination an, die **am besten zutrifft!**

- ☐ (a) nur 1) ist richtig
- ☐ (b) nur 1) und 2) sind richtig
- ☐ (c) nur 2), 3) und 4) sind richtig
- ☐ (d) nur 3) und 4) sind richtig
- ☐ (e) alle Aussagen sind richtig

F1744 Prüfen Sie diese Aussage:

Als Tenesmus bezeichnet man einen ständigen, schmerzhaften Stuhl- oder Harndrang bei geringer oder gar fehlender Stuhl- bzw. Harnentleerung.

Diese Aussage ist

- ☐ a) richtig
- ☐ b) falsch

F1745 Prüfen Sie diese Aussage:

Die Diagnose "Colon irritabile" ist eine Ausschlussdiagnose.

Diese Aussage ist

- ☐ a) richtig
- ☐ b) falsch

F1746 Prüfen Sie diese Aussage:

Bei der Diagnose "Reizdarmsyndrom" muss durch entsprechende Untersuchungen sichergestellt werden, dass keine fassbaren organischen Erkrankungen wie etwa Darmentzündungen oder Tumoren vorliegen.

Diese Aussage ist

- ☐ a) richtig
- ☐ b) falsch

F1747 Kreuzen Sie die **eine falsche** Aussage an!

- ☐ a) Dickdarmpolypen können auch in flacher Wuchsform auftreten.
- ☐ b) Dickdarmdivertikel sind oft sogenannte "falsche Divertikel".
- ☐ c) Dickdarmdivertikel sind meistens nur Aussackungen der Schleimhaut.
- ☐ d) Bei einer Dickdarmdivertikulose sollte die Nahrung besonders ballaststoffarm sein.
- ☐ e) Bei einer Darmspiegelung können Adenome oft vollständig entfernt werden.

F1748 **Prüfen Sie die folgenden Aussagen (1) bis (4):**

Beim Ileus …

1) unterscheidet man zwischen mechanischem und paralytischem Ileus.
2) kann der Darmverschluss durch Fremdkörper oder Tumoren verursacht sein.
3) können Darmgeräusche vollständig fehlen (Totenstille im Bauch).
4) wird dieser als Subileus bezeichnet, wenn vereinzelt noch Darmgeräusche hörbar sind.

Nun kreuzen Sie die Aussagenkombination an, die **am besten zutrifft!**

☐ (a) nur 1) ist richtig
☐ (b) nur 1), 2) und 4) sind richtig
☐ (c) nur 3) und 4) sind richtig
☐ (d) nur 4) ist richtig
☐ (e) alle Aussagen sind richtig

17.8 Pankreas

F1749 **Prüfen Sie die folgenden Aussagen (1) bis (4):**

Das Pankreas …

1) liegt vollständig intraperitoneal.
2) ist sowohl eine exo- als auch eine endokrine Drüse.
3) reicht mit seinem Schwanz bis in das Milzhilum hinein.
4) bildet unter anderem Glukagon, Insulin und Somatostatin.

Nun kreuzen Sie die Aussagenkombination an, die **am besten zutrifft!**

☐ (a) nur 1) ist richtig
☐ (b) nur 1), 2) und 4) sind richtig
☐ (c) nur 2, 3) und 4) sind richtig
☐ (d) nur 4) ist richtig
☐ (e) alle Aussagen sind richtig

F1750 **Welche Beschriftung muss bei (x) stehen?**

Bitte kreuzen Sie die am besten passende Beschriftung an!

☐ a) Pfortader
☐ b) Truncus coeliacus
☐ c) Ductus choledochus

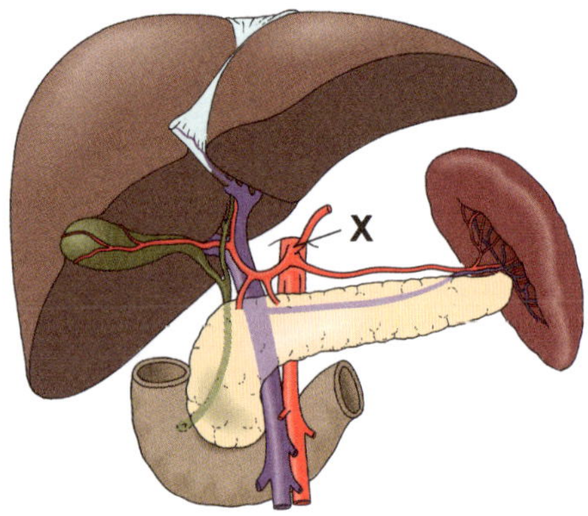

F1750

F1751 **Kreuzen Sie die eine falsche Aussage an!**

☐ a) Eine akute Pankreatitis kann lebensgefährlich verlaufen.
☐ b) Eine Pankreasinsuffizienz kann zum Malassimilationssyndrom führen.
☐ c) Eine Pankreasinsuffizienz kann zum Diabetes mellitus führen.
☐ d) Eine chronische Pankreatitis kann zu Diabetes mellitus führen.
☐ e) Das Pankreaskarzinom wird oft viel zu früh operiert.

17.9 Leber

F1752 Prüfen Sie diese Aussage:

Die Leber ist die größte Drüse des menschlichen Körpers.

Diese Aussage ist

- ☐ a) richtig
- ☐ b) falsch

F1753 Prüfen Sie diese Aussage:

Die Leberkapsel ist sehr schmerzempfindlich.

Diese Aussage ist

- ☐ a) richtig
- ☐ b) falsch

F1754 Kreuzen Sie die **eine falsche** Aussage an!

- ☐ a) Die Vena portae hepatis tritt an der Leberpforte in die Leber.
- ☐ b) Die Leberpforte ist an der Eingeweideseite der Leber.
- ☐ c) Die Leberarterie tritt durch die Leberpforte in die Leber.
- ☐ d) Die Gallengänge treten durch die Leberpforte aus der Leber heraus.
- ☐ e) Die Vena cava inferior tritt durch die Leberpforte aus der Leber heraus.

F1755 Prüfen Sie diese Aussage:

Gut wasserlösliche Substanzen gibt die Leber in den Darm, schlecht wasserlösliche Substanzen in den Urin ab.

Diese Aussage ist

- ☐ a) richtig
- ☐ b) falsch

F1756 Ergänzen Sie die folgenden Sätze:

Eine besondere Bedeutung fällt der Leber durch ihre Einbindung in den Pfortader-Kreislauf zu: Sie wirkt wie ein Filter für alle Stoffe, die im Magen-Darm-Trakt resorbiert werden und vor dem Erreichen des großen Kreislaufs die Leber passieren. Dieser Filterwirkung fallen auch Arzneistoffe "zum Opfer", die dem Organismus oral zugeführt werden, weil sie bei Passage der Leber bereits zu einem erheblichen Teil inaktiviert werden. Man nennt dies den "_______-__________-________".

Kreuzen Sie das am **besten passende Wort** an, das die Lücke füllt!

- ☐ (a) First-Pass-Effekt
- ☐ (b) Leber-Filter-Effekt
- ☐ (c) Filter-Vor-Effekt

F1757 Prüfen Sie diese Aussage:

Bei parenteraler Applikation wird die Leberpassage des Medikaments (eine Weile) vermieden.

Diese Aussage ist

- ☐ a) richtig
- ☐ b) falsch

F1758 Prüfen Sie diese Aussage:

Ammoniak ist ein neurotoxischer Giftstoff, den eine gesunde Leber zum harmlosen Harnstoff abbaut.

Diese Aussage ist

- ☐ a) richtig
- ☐ b) falsch

F1759 Prüfen Sie diese Aussage:

Die hepatische Enzephalopathie kann tödlich im Leberkoma enden.

Diese Aussage ist

- ☐ a) richtig
- ☐ b) falsch

F1760 Kreuzen Sie die **eine falsche** Aussage an!

- ☐ a) Eine massive Hämolyse kann zum posthepatischen Ikterus führen.
- ☐ b) Eine Hepatitis kann zum intrahepatischen Ikterus führen.
- ☐ c) Ein Gallenstein kann zum posthepatischen Ikterus führen.
- ☐ d) Beim prähepatischen Ikterus ist das indirekte Bilirubin vermehrt.
- ☐ e) Beim posthepatischen Ikterus ist das direkte Bilirubin vermehrt.

F1761 Prüfen Sie die folgenden Aussagen (1) bis (4):

Leberschäden können durch …

1) Alkohol verursacht sein.
2) Viren oder Pilzgifte verursacht sein.
3) Vitamin-A-Überdosierungen oder Speicherkrankheiten verursacht sein.
4) Überernährung oder Diabetes mellitus verursacht sein.

Nun kreuzen Sie die Aussagenkombination an, die **am besten zutrifft!**

- ☐ (a) nur 1) ist richtig
- ☐ (b) nur 1) und 2) sind richtig
- ☐ (c) nur 2), 3) und 4) sind richtig
- ☐ (d) nur 3) und 4) sind richtig
- ☐ (e) alle Aussagen sind richtig

F1762 Prüfen Sie diese Aussage:

Lebermetastasen sind typisch bei Primärtumoren im Einzugsgebiet der Pfortader (Magen-, Colon- oder Rektumkarzinome).

Diese Aussage ist

- ☐ a) richtig
- ☐ b) falsch

KAPITEL

18 Stoffwechsel

18.1 Wie viel Energie braucht der Mensch?

F1801 Prüfen Sie diese Aussage:

Energie führt sich der Mensch in Form der Nahrungsmittel zu, deren Energiegehalt in den chemischen Bindungen der drei Hauptnährstoffe Fett, Eiweiß und Kohlenhydrate gespeichert ist.

Diese Aussage ist

- ☐ a) richtig
- ☐ b) falsch

F1802 Prüfen Sie diese Aussage:

Als Faustregel gilt, dass für den **nicht** schwer körperlich arbeitenden Menschen eine Zufuhr von ca. 12.600 kJ (3.000 kcal) pro Tag gerade ausreichend ist.

Diese Aussage ist

- ☐ a) richtig
- ☐ b) falsch

F1803 Kreuzen Sie die **eine falsche** Aussage an!

- ☐ a) Je größer die Körperoberfläche, desto größer der Wärmeverlust.
- ☐ b) Den Grundumsatz gibt man meist pro m^2 Körperoberfläche an.
- ☐ c) Kohlenhydrate und Eiweiß liefern mehr Energie als Fett.
- ☐ d) Alkohol liefert fast so viel Energie wie Fett.
- ☐ e) Bei einer hyperkalorischen Ernährung ißt der Mensch mehr, als er verbraucht.

18.2 Wärmehaushalt

F1804 Ergänzen Sie den folgenden Satz:

Bei der Bildung von energiereichem Phosphat wird ca. ________% der in den Nährstoffen gespeicherten Energie als Wärme frei.

Kreuzen Sie die am **besten passende Zahl** an, die die Lücke füllt!

- ☐ (a) 10
- ☐ (b) 35
- ☐ (c) 50

F1805 Prüfen Sie die folgenden Aussagen (1) bis (4):

Bei der Körpertemperatur …

1) unterscheiden wir Körperkern und Körperschale.
2) ist die Hauttemperatur bei 20°C Umgebungstemperatur überall ca. 37°C.
3) wird eine tageszeitliche Schwankung von etwa +/- 5°C beobachtet.
4) kann Schwitzen diese in der Regel senken, wenn sie erhöht ist.

Nun kreuzen Sie die Aussagenkombination an, die **am besten zutrifft!**

- ☐ (a) nur 1) ist richtig
- ☐ (b) nur 1) und 4) sind richtig
- ☐ (c) nur 1), 3) und 4) sind richtig
- ☐ (d) nur 2), 3) und 4) sind richtig
- ☐ (e) alle Aussagen sind richtig

F1806 Prüfen Sie die folgenden Aussagen (1) bis (4):

Die Wärmeabgabe …

1) erfolgt durch Konvektion.
2) erfolgt durch Konduktion.
3) erfolgt durch Abstrahlung von elektromagnetischen Wellen.
4) erfolgt durch Evaporation.

Nun kreuzen Sie die Aussagenkombination an, die **am besten zutrifft!**

- ☐ (a) nur 1) ist richtig
- ☐ (b) nur 1) und 4) sind richtig
- ☐ (c) nur 1), 3) und 4) sind richtig
- ☐ (d) nur 2), 3) und 4) sind richtig
- ☐ (e) alle Aussagen sind richtig

F1807 Prüfen Sie diese Aussage:

Der Hypothalamus enthält das Thermoregulatorische Zentrum, das den Temperatur-Sollwert festlegt.

Diese Aussage ist

- ☐ a) richtig
- ☐ b) falsch

F1808 Prüfen Sie diese Aussage:

Das Thermoregulatorische Zentrum beeinflusst auch das Verhalten des Menschen.

Diese Aussage ist

- ☐ a) richtig
- ☐ b) falsch

F1809 Kreuzen Sie die **eine falsche** Aussage an!

- ☐ a) Bei der Wärmeanpassung steigert der Körper die Schweißmenge.
- ☐ b) Bei einem Hitzschlag spürt der Betroffene Kopfschmerzen, Schwindel und einen schnellen Puls und eine beschleunigte Atmung.
- ☐ c) Im Gegensatz zum Fieber ist beim Hitzschlag der Sollwert der Körpertemperatur nicht erhöht.
- ☐ d) Fiebererzeugende Stoffe werden Pyromane genannt.
- ☐ e) Beim Fieber ist der Sollwert der Körpertemperatur erhöht.

18.3 Nahrungszusammensetzung

F1810 Prüfen Sie die folgenden Aussagen (1) bis (4):

Die deutschsprachigen Ernährungsgesellschaften empfehlen ...

1) etwa 60% des Kalorienbedarfs mit Kohlenhydraten zu decken.
2) etwa 25% des Kalorienbedarfs mit Fett zu decken.
3) etwa 15% des Kalorienbedarfs mit Eiweiß zu decken.
4) etwa Dreiviertel der Nahrungsmasse als pflanzliche Kost aufzunehmen.

Nun kreuzen Sie die Aussagenkombination an, die **am besten zutrifft!**

- ☐ (a) nur 1), 2) und 3) sind richtig
- ☐ (b) nur 1), 3) und 4) sind richtig
- ☐ (c) nur 2), 3) und 4) sind richtig
- ☐ (d) nur 1), 3) und 4) sind richtig
- ☐ (e) alle Aussagen sind richtig

F1811 Kreuzen Sie die **eine falsche** Aussage an!

- ☐ a) Ein Erwachsener sollte täglich Milch, Joghurt und Käse essen.
- ☐ b) Ein Erwachsener sollte täglich 300—600 g Fleisch oder Wurst essen.
- ☐ c) Es sollten zweimal pro Woche Meeresfrüchte gegessen werden.
- ☐ d) Es gelten 3 Eier pro Woche als angemessen.
- ☐ e) Starre, für alle geltende Ernährungsregeln sind wenig sinnvoll.

F1812 Ergänzen Sie den folgenden Satz:

_______________ haben eine durchschnittlich höhere Lebenserwartung und leiden seltener an bestimmten chronischen Krankheiten als ihre Fleisch essenden Mitmenschen.

Kreuzen Sie das am **besten passende Wort** an, das die Lücke füllt!

- ☐ (a) Animatarier
- ☐ (b) Vegetarier
- ☐ (c) Holotarier

F1813 Prüfen Sie diese Aussage:

Selbst bei ausgeklügeltem Diätplan sollten Kinder sowie schwangere und stillende Frauen sich nicht ohne sorgfältige Substitution der fehlenden Nährstoffe vegan ernähren.

Diese Aussage ist

- ☐ a) richtig
- ☐ b) falsch

18.4 Essverhalten und Körpergewicht

F1814 Prüfen Sie diese Aussage:

Die Nahrungsaufnahme von Kohlenhydraten und Fetten erhöht die Verfügbarkeit von Serotonin, unserem "Glückshormon" im Gehirn.

Diese Aussage ist

- ☐ a) richtig
- ☐ b) falsch

F1815 Kreuzen Sie die **eine falsche** Aussage an!

- ☐ a) Ghrelin wird in der Magenschleimhaut gebildet.
- ☐ b) Ghrelin erzeugt im Hypothalamus ein Sättigungsgefühl.
- ☐ c) Mit zunehmender Magenfüllung sinkt der Ghrelin-Gehalt des Blutes.
- ☐ d) Ein hoher CCK-Spiegel im Blut erzeugt ein Sättigungsgefühl.
- ☐ e) Ein Anstieg des Blutzuckers macht satt.

F1816 Ergänzen Sie die folgenden Sätze:

Die Fettzellen produzieren ________, das eine appetithemmende Wirkung hat. Je weniger Fettgewebe vorhanden ist, desto geringer die ________-Freisetzung. __________ hemmt die Wirksamkeit von Insulin.

Kreuzen Sie das am **besten passende Wort** an, das die Lücke füllt!

- ☐ (a) Leptin
- ☐ (b) Ghrelin
- ☐ (c) Melanin

18.5 Stoffwechsel

F1817 Prüfen Sie diese Aussage:

Traubenzucker ist das wichtigste energieliefernde Molekül des Menschen.

Diese Aussage ist

- ☐ a) richtig
- ☐ b) falsch

F1818 Kreuzen Sie die **eine falsche** Aussage an!

- ☐ a) Etwa 20% der Bevölkerung haben eine Laktose-Intoleranz.
- ☐ b) Etwa 20% der Bevölkerung haben einen Laktasemangel.
- ☐ c) Etwa 20% der Bevölkerung vertragen keinen Schleimzucker.
- ☐ d) Über 20% der Bevölkerung leiden an Fruktose-Malabsorption.
- ☐ e) Über 20% der Bevölkerung leiden an Blähungen und Bauchschmerzen.

F1819 Prüfen Sie die folgenden Aussagen (1) bis (4):

Bei der Fettverdauung …

1) werden die Neutralfette in Fettsäuren und Glycerin gespalten.
2) können Fettsäuren ähnlich wie Glukose zur Energiegewinnung verbrannt werden.
3) kann der Körper aus Fettsäuren und Glycerin wieder Triglyceride bauen.
4) kann es zu Fettspeicherung auch in der Leber kommen.

Nun kreuzen Sie die Aussagenkombination an, die **am besten zutrifft!**

- ☐ (a) nur 2) ist richtig
- ☐ (b) nur 2) und 4) sind richtig
- ☐ (c) nur 1), 2) und 4) sind richtig
- ☐ (d) nur 1) und 4) sind richtig
- ☐ (e) alle Aussagen sind richtig

F1820 Prüfen Sie diese Aussage:

Wer sich heute gesund ernähren will, trifft auf Empfehlungen für viel Fleisch in der Nahrung, wie bei der „vegetarischen Ernährung“, ebenso wie auch auf Empfehlungen für gar kein Fleisch, wie bei der „Paläo-Diät“.

Diese Aussage ist

- ☐ a) richtig
- ☐ b) falsch

F1821 Kreuzen Sie die **eine falsche** Aussage an!

- ☐ a) Eine reduzierte Kohlenhydrataufnahme empfiehlt die Low-carb-Diät.
- ☐ b) Viele Reduktionsdiäten sind gesundheitsschädlich, da sie eine einseitige Ernährung beinhalten.
- ☐ c) Nach Beendigung einer Diät kann sich das alte Gewicht sehr schnell wieder einstellen, was man „Jo-Jo-Effekt“ nennt.
- ☐ d) Unumstößlich ist die Tatsache, dass zur Reduktion des Körpergewichts die Energieaufnahme kleiner sein muss als der Energiebedarf, damit die gespeicherten Fettreserven aufgebraucht werden.
- ☐ e) Allerdings gibt es zahlreiche Diäten, mit denen man das Körpergewicht reduzieren kann, ohne ein unstillbares Essverlangen oder Hungergefühle zu erleben.

F1822 Ergänzen Sie die folgenden Sätze:

Übersteigt die Energieaufnahme den Energieverbrauch, werden Fettreserven angelegt, egal aus welchen Energieträgern (Kohlenhydrate, Fette, Eiweiße) die ________ stammen. Auch Alkohol ist hierbei zu berücksichtigen. Wie viel der überschüssigen Nahrungsenergie in die Fettdepots wandert, hängt allerdings von weiteren Faktoren ab.

Kreuzen Sie das am **besten passende Wort** an, das die Lücke füllt!

- ☐ (a) Fette
- ☐ (b) Kalorien
- ☐ (c) Kohlenhydrate
- ☐ (d) Eiweiße
- ☐ (e) Mitochondrien

F1823 Prüfen Sie diese Aussage:

Vermindert man bei gleichbleibender Gesamtkalorienzahl den Kohlenhydratanteil zugunsten des Fettanteils, setzt man weniger Fett an.

Diese Aussage ist

- ☐ a) richtig
- ☐ b) falsch

F1824 Prüfen Sie die folgenden Aussagen (1) bis (4):

Eiweiße ...

1) in der Nahrung sorgen für längeres Sättigungsgefühl als Kohlenhydrate.
2) liefern weniger zusätzliches ATP als Fette und Kohlenhydrate.
3) sind in der Nahrung der Alten oft viel zu viel enthalten.
4) müssen für das Wachstumsalter aus tierischem Ursprung sein.

Nun kreuzen Sie die Aussagenkombination an, die **am besten zutrifft!**

☐ (a) nur 1) ist richtig
☐ (b) nur 1) und 2) sind richtig
☐ (c) nur 1), 3) und 4) sind richtig
☐ (d) nur 2) und 4) sind richtig
☐ (e) alle Aussagen sind richtig

F1825 Prüfen Sie diese Aussagen:

Eine einseitige Eiweißdiät ist allerdings nur für kurze Zeit gesundheitlich akzeptabel. Das betrifft vor allem Personen, deren Nierenfunktion krankheits- oder altersbedingt eingeschränkt ist, denn bei sehr reichlicher Eiweißaufnahme müssen die Nieren große Mengen von Harnstoff, Ammoniak, Kreatinin und Harnsäure ausscheiden. Dabei wird dem Körper aus osmotischen Gründen auch viel Wasser entzogen.

Diese Aussage ist

☐ a) richtig
☐ b) falsch

KAPITEL

19 Niere, Harnwege, Wasser- und Elektrolythaushalt

19.1 Übersicht

F1901 Prüfen Sie diese Aussage:

Die Nephrologie kümmert sich um die Niere, die Urologie um die Harnwege.

Diese Aussage ist
- ☐ a) richtig
- ☐ b) falsch

F1902 Welche Beschriftung muss bei (x) stehen?

Bitte kreuzen Sie die am besten passende Beschriftung an!

- ☐ a) Ureter
- ☐ b) Nierenbecken
- ☐ c) Urethra

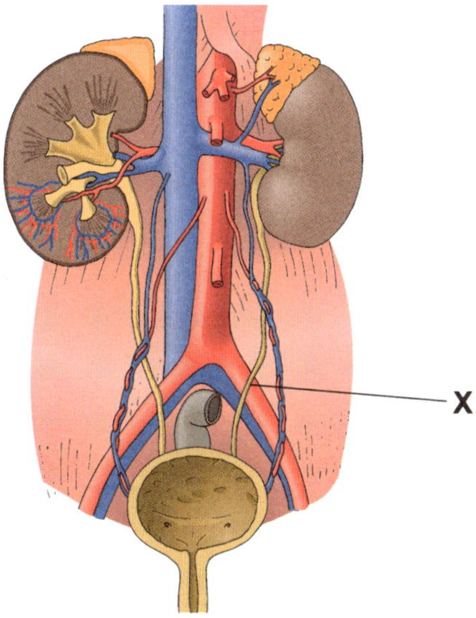

F1902

19.2 Niere

F1903 Prüfen Sie diese Aussage:

Die rechte Niere liegt etwa auf der Höhe vom 12. Brustwirbel bis zum 3. Lendenwirbel.

Diese Aussage ist
- ☐ a) richtig
- ☐ b) falsch

F1904 Kreuzen Sie die **eine falsche** Aussage an!

- ☐ a) Die Nieren liegen im Retroperitonealraum.
- ☐ b) Am Nierenhilum tritt die Harnröhre aus der Niere aus.
- ☐ c) Am Nierenhilum tritt die Nierenarterie in die Niere ein.
- ☐ d) Am Nierenhilum treten Nerven in die Niere ein.
- ☐ e) Die Nieren werden nicht vom Peritoneum umschlossen.

F1905 Ergänzen Sie die folgenden Sätze:

Schneidet man eine Niere der Länge nach auf, so erkennt man drei Zonen: Im Inneren liegt das Pelvis renalis, das vom ______________, der Medulla renalis, umhüllt wird. Ganz außen liegt der Cortex renalis.

Kreuzen Sie die am **besten passende Zahl** an, welche die Lücke füllt!

- ☐ (a) Nierenmark
- ☐ (b) Nierenrinde
- ☐ (c) Nierenbecken

F1906 Prüfen Sie die folgenden Aussagen (1) bis (4):

Bei der Nierendurchblutung …

1) versorgt die Arteria renalis als direkter Ast der Aorta die Niere.
2) sammelt die Vena renalis das Blut aus Niere, Nebenniere und zum Teil auch aus Ovar bzw. Hoden.
3) verlaufen die Bogenarterien zwischen Rinde und Mark.
4) sind die Nierenkörperchen Wundernetze der Vena renalis.

Nun kreuzen Sie die Aussagenkombination an, die **am besten zutrifft!**

- ☐ (a) nur 1) ist richtig
- ☐ (b) nur 1) und 4) sind richtig
- ☐ (c) nur 1), 3) und 4) sind richtig
- ☐ (d) nur 2), 3) und 4) sind richtig
- ☐ (e) alle Aussagen sind richtig

F1907 Welche Beschriftung muss bei (x) stehen?

Bitte kreuzen Sie die am besten passende Beschriftung an!

- ☐ a) Markstrahl
- ☐ b) Nierenpapille
- ☐ c) Nierensäule

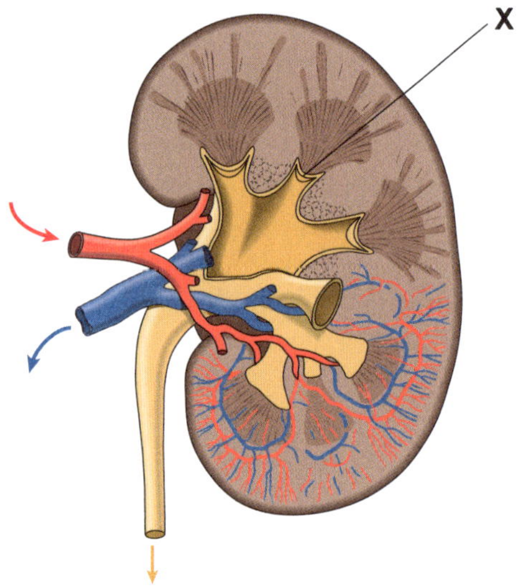

F1907

F1908 Prüfen Sie die folgenden Aussagen (1) bis (4):

Das Nephron …

1) besteht aus dem Glomerulus- und dem Tubulussystem.
2) ist die Baueinheit der Niere.
3) ist der Ort der Harnbildung und Harnkonzentration.
4) ist der Ort der Primär- und Sekundärharnbildung.

Nun kreuzen Sie die Aussagenkombination an, die **am besten zutrifft!**

- ☐ (a) nur 1) ist richtig
- ☐ (b) nur 1) und 4) sind richtig
- ☐ (c) nur 1), 3) und 4) sind richtig
- ☐ (d) nur 2), 3) und 4) sind richtig
- ☐ (e) alle Aussagen sind richtig

Fragen

F1909 Prüfen Sie diese Aussage:

Die Blut-Harn-Schranke besteht aus dem Podozytenendothel, der Basalmembran und den Schlitzmembranen der Gefäße.

Diese Aussage ist
- ☐ a) richtig
- ☐ b) falsch

F1910 Prüfen Sie diese Aussage:

Eiweiß im Urin ist verdächtig auf Glomerulonephritis oder andere Nierenschäden.

Diese Aussage ist
- ☐ a) richtig
- ☐ b) falsch

19.3 Nierenfunktion

F1911 Prüfen Sie diese Aussage:

Dem arteriellen Blutdruck im Glomerulus wirkt der hydrostatische und der kolloid-osmotische Druck entgegen.

Diese Aussage ist
- ☐ a) richtig
- ☐ b) falsch

F1912 Prüfen Sie diese Aussage:

Der effektive Filtrationsdruck im Glomerulus ist etwa 32 bis 48 mmHG niedriger als der arteriellen glomeruläre Blutdruck.

Diese Aussage ist
- ☐ a) richtig
- ☐ b) falsch

F1913 Prüfen Sie diese Aussage:

Ein arterieller Systemdruck von mindestens 50 mmHG ist erforderlich, dass überhaupt ein effektiver glomerulärer Filtrationsdruck erhalten bleibt.

Diese Aussage ist
- ☐ a) richtig
- ☐ b) falsch

F1914 Prüfen Sie diese Aussage:

Fällt das Blutvolumen, so wird ANP freigesetzt und die glomeruläre Filtrationsrate und die Natrium-Ausscheidung erhöht.

Diese Aussage ist
- ☐ a) richtig
- ☐ b) falsch

F1915 Prüfen Sie diese Aussage:

Eine Anurie bedeutet, es wird nur noch wenig Urin abgegeben, eine Oligurie bedeutet, dass gar kein Urin mehr abgegeben wird.

Diese Aussage ist
- ☐ a) richtig
- ☐ b) falsch

F1916 Prüfen Sie diese Aussage:

Als Druckdiurese bezeichnet man, dass vermehrt Harn ausgeschieden wird, wenn eine arterielle Hypertonie vorliegt.

Diese Aussage ist
- ☐ a) richtig
- ☐ b) falsch

F1917 Prüfen Sie diese Aussage:

Wird wenig oder kein Urin ausgeschieden, werden die harnpflichtigen Substanzen über den Darm ausgeschieden und so ein gutes Überleben gesichert.

Diese Aussage ist
- ☐ a) richtig
- ☐ b) falsch

F1918 Prüfen Sie diese Aussage:

Wird die Nierenschwelle für z.B. Glukose überschritten, bedeutet dies, dass aus dem Blut Glukose in den Endharn gelangt.

Diese Aussage ist
- ☐ a) richtig
- ☐ b) falsch

F1919 Prüfen Sie diese Aussage:

Da im Harn auch H^+-Ionen ausgeschieden werden, ist Harn immer etwas sauer.

Diese Aussage ist
- ☐ a) richtig
- ☐ b) falsch

F1920 Prüfen Sie die folgenden Aussagen (1) bis (4):

Die Harnkonzentrierung im Gegenstromprinzip funktioniert, weil ...
1) der absteigende Schenkel der Henle-Schleife wasserdurchlässig ist.
2) der aufsteigende Schenkel der Henle-Schleife wasserdicht ist.
3) der absteigende Schenkel der Henle-Schleife wasserdicht ist.
4) der aufsteigende Schenkel der Henle-Schleife wasserdurchlässig ist.

Nun kreuzen Sie die Aussagenkombination an, die **am besten zutrifft!**
- ☐ (a) nur 1) und 2) sind richtig
- ☐ (b) nur 1) und 4) sind richtig
- ☐ (c) nur 2) und 4) sind richtig
- ☐ (d) nur 3) und 4) sind richtig
- ☐ (e) alle Aussagen sind richtig

F1921 Kreuzen Sie die eine falsche Aussage an!

- ☐ a) An der Spitze der Henle-Schleife ist das Gewebe sehr salzreich.
- ☐ b) Diuretika werden eingesetzt, um z.B. die Salz- und/oder Flüssigkeitsmenge im Körper zu reduzieren.
- ☐ c) Schleifendiuretika wirken auf den aufsteigenden Teil der Henle-Schleife.
- ☐ d) Alle Diuretika vermindern die Ausscheidung von Kochsalz und Kalium.
- ☐ e) Ein Verlust von Na^+, Cl^- und K^+ kann lebensbedrohlich werden.

F1922 Ergänzen Sie den folgenden Satz:

Unter ______________ Substanzen versteht man solche Substanzen, die ausschließlich durch die Nieren ausgeschieden werden und sich daher bei Nierenfunktionsstörungen zunehmend im Blut anreichern.

Kreuzen Sie das am **besten passende Wort** an, das die Lücke füllt!
- ☐ (a) ausscheidungspflichtigen
- ☐ (b) harnwilligen
- ☐ (c) harnpflichtigen

Fragen

F1923 Prüfen Sie diese Aussage:

Das Kreatinin aus dem Muskelstoffwechsel ist ein sehr guter Parameter der glomerulären Filtrationsleistung, denn es wird tubulär weder sezerniert noch resorbiert.

Diese Aussage ist
- ☐ a) richtig
- ☐ b) falsch

F1924 Prüfen Sie diese Aussage:

Ein Blutdruckabfall kann zu einer erhöhten Ausschüttung von Aldosteron führen.

Diese Aussage ist
- ☐ a) richtig
- ☐ b) falsch

F1925 Kreuzen Sie die **eine falsche** Aussage an!

- ☐ a) Angiotensin II steigert den Blutdruck.
- ☐ b) Angiotensinogen wird von Renin in Angiotensin II gespalten.
- ☐ c) Renin ist ein Enzym.
- ☐ d) Renin ist ein Hormon.
- ☐ e) Aldosteron fördert die Na-Rückresortion.

19.4 Harnwege

F1926 Prüfen Sie die folgenden Aussagen (1) bis (4):

Der Harnleiter …
1) weist nur zwei Engstellen auf.
2) bildet an der Einmündungsstelle in die Blase einen Ventilmechanismus.
3) ist am Abgang aus dem Nierenbecken verengt.
4) ist bei der Kreuzung der großen Beckengefäße verengt.

Nun kreuzen Sie die Aussagenkombination an, die **am besten zutrifft!**
- ☐ (a) nur 1) ist richtig
- ☐ (b) nur 1) und 4) sind richtig
- ☐ (c) nur 1), 3) und 4) sind richtig
- ☐ (d) nur 2), 3) und 4) sind richtig
- ☐ (e) alle Aussagen sind richtig

F1927 Ergänzen Sie den folgenden Satz:

Ist die Verbindung zwischen Gehirn und Sakralmark zerstört, so spürt der Betroffene die Blasenfüllung ____________ und kann die Blase auch ____________ willkürlich entleeren (Reflexinkontinenz).

Kreuzen Sie das am **besten passende Wort** an, das die Lücke füllt!
- ☐ (a) nicht mehr
- ☐ (b) nur noch
- ☐ (c) stets

Fragen

F1928 Ergänzen Sie den folgenden Satz:

Die ______________________ entsteht in der Regel aus nicht ausgeheilten Harnwegsinfekten. Ursache sind meist Abflusshindernisse im Harntrakt, z. B. Steine, oder angeborene Fehlbildungen, die nicht rechtzeitig operiert wurden.

Kreuzen Sie das am **besten passende Wort** an, das die Lücke füllt!

- ☐ (a) chronische Pyelonephritis
- ☐ (b) Urethritis
- ☐ (c) Blasenentzündung

19.5 Wasser- und Elektrolythaushalt

F1929 Prüfen Sie diese Aussage:

Ist die Flüssigkeitsbilanz positiv, fällt der Zentrale Venendruck ZVD.

Diese Aussage ist

- ☐ a) richtig
- ☐ b) falsch

F1930 Prüfen Sie diese Aussage:

Beim nephrotischen Syndrom kommt es zu hohen Eiweißverlusten und dadurch zu Ödemen.

Diese Aussage ist

- ☐ a) richtig
- ☐ b) falsch

F1931 Kreuzen Sie die **eine falsche** Aussage an!

- ☐ a) Ein Wassermangel ist oft mit einer Hypernatriämie verbunden.
- ☐ b) Die Dehydratation kann Folge des Diabetes insipidus sein.
- ☐ c) Eine Hyponatriämie kommt praktisch nicht vor.
- ☐ d) Ein Mangel an Kochsalz kann Folge einer Diuretika-Fehlanwendung sein.
- ☐ e) Erbrechen kann zu Kochsalzmangel führen.

F1932 Prüfen Sie die folgenden Aussagen (1) bis (4):

Bei der metabolischen Azidose …

1) kommt es zu einem Anstieg des pH-Wertes im Blut.
2) kann kompensatorisch eine vermehrte Atmung auftreten.
3) kann Salzverlust (z.B. durch Erbrechen) eine Ursache sein.
4) werden kompensatorisch Eiweiße abgebaut und als NH_4 ausgeschieden.

Nun kreuzen Sie die Aussagenkombination an, die **am besten zutrifft!**

- ☐ (a) nur 2) ist richtig
- ☐ (b) nur 2) und 4) sind richtig
- ☐ (c) nur 1), 2) und 4) sind richtig
- ☐ (d) nur 1) und 4) sind richtig
- ☐ (e) alle Aussagen sind richtig

Fragen

F1933 Ergänzen Sie die folgenden Sätze:

Bei der extrakorporalen Hämodialyse wird das Blut des Patienten in den Dialysator geleitet, der im Wesentlichen aus einem System von ____________ Kunststoffmembranen besteht.

Kreuzen Sie das am **besten passende Wort** an, das die Lücke füllt!

- ☐ (a) impermeablen
- ☐ (b) semipermeablen
- ☐ (c) peripermeablen
- ☐ (d) pauperpermeablen
- ☐ (e) semiablen

F1934 Prüfen Sie diese Aussage:

Im Dialysegerät lassen Membranen nur Wasser und kleine Moleküle hindurch, nicht jedoch große Proteine oder Blutkörperchen.

Diese Aussage ist

- ☐ a) richtig
- ☐ b) falsch

F1935 Kreuzen Sie die **eine falsche** Aussage an!

- ☐ a) Bei der Hämodialyse strömt das Dialysat gegenläufig zum Blut.
- ☐ b) Bei der Hämodialyse wird oft die druckgesteuerte Ultrafiltration eingesetzt.
- ☐ c) Bei der Hämodialyse wird das Blut mehrmals durch das Gerät geführt.
- ☐ d) Bei der Hämodialyse ist ein Ersatz der Nierenhormone unnötig.
- ☐ e) Bei der Langzeit-Hämodialyse treten oft Komplikationen auf.

F1936 Prüfen Sie die folgenden Aussagen (1) bis (4):

Bei der Peritonealdialyse ...

1) handelt es sich um ein intrakorporales Verfahren.
2) ist das Bauchfell die semipermeable Membran.
3) wird dem Körper auch Wasser entzogen.
4) ist die Peritonitis-Gefahr nicht gering.

Nun kreuzen Sie die Aussagenkombination an, die **am besten zutrifft!**

- ☐ (a) nur 1) ist richtig
- ☐ (b) nur 1) und 2) sind richtig
- ☐ (c) nur 1), 3) und 4) sind richtig
- ☐ (d) nur 2) und 4) sind richtig
- ☐ (e) alle Aussagen sind richtig

F1937 Prüfen Sie diese Aussage:

Bei der Nierentransplantation verbleiben die funktionslosen Nieren in der Regel im Körper, die Spenderniere wird ins Becken des Empfängers eingepflanzt.

Diese Aussage ist

- ☐ a) richtig
- ☐ b) falsch

KAPITEL

20 Geschlechtsorgane

20.1 Männliche Geschlechtsorgane

F2001 Prüfen Sie diese Aussage:

Die sekundären Geschlechtsmerkmale sind beim Mann die Becken- und Brustkorbform.

Diese Aussage ist
- ☐ a) richtig
- ☐ b) falsch

F2002 Welche Beschriftung muss bei (x) stehen?

Bitte kreuzen Sie die am besten passende Beschriftung an!

- ☐ a) Ductus epidydimidis
- ☐ b) Ductus ejaculatorius
- ☐ c) Urethra

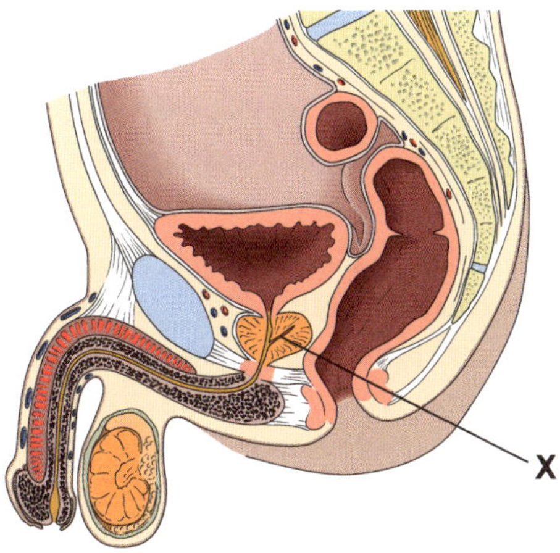

F2002

F2003 Prüfen Sie diese Aussage:

Der Funiculus spermaticus enthält Gefäße, Nerven und den Ductus deferens.

Diese Aussage ist
- ☐ a) richtig
- ☐ b) falsch

F2004 Kreuzen Sie die **eine falsche** Aussage an!

- ☐ a) Die Hoden wandern vor der Geburt ins kleine Becken.
- ☐ b) Zur Geburt sollten beide Hoden im Skrotum sein.
- ☐ c) Bei einem Kryptorchismus ist der Hoden nicht im Hodensack.
- ☐ d) Bis zum 20. Geburtstag sollte ein Kryptorchismus behandelt werden.
- ☐ e) Bei Frühgeborenen ist die Kryptorchismus-Rate hoch.

F2005 Ergänzen Sie die folgenden Sätze:

Bei kindlichen Leistenhernien ist oft die Verödung des Processus vaginalis testis ausgeblieben, und so besteht weiterhin eine offene Verbindung zur _______________ und damit ein vorgebahnter Weg, durch den Eingeweide austreten können.

Fragen

Kreuzen Sie das am **besten passende Wort** an, das die Lücke füllt!

- ☐ (a) Knochenmarkshöhle
- ☐ (b) Bauchhöhle
- ☐ (c) Blasenhöhle
- ☐ (d) nur 3) und 4) sind richtig
- ☐ (e) alle Aussagen sind richtig

F2006 Prüfen Sie die folgenden Aussagen (1) bis (4):

Bei Hoden, Nebenhoden und Skrotum …

1) wird die feste Hülle des prallen Hodens als Tunica albuginea bezeichnet.
2) kann der Nebenhoden Spermien zwischenspeichern.
3) führt eine Punktion des Ductus deferens durch Narbenbildung zur Unfruchtbarkeit.
4) ist die Hodenhaut oft recht schmerzarm.

Nun kreuzen Sie die Aussagenkombination an, die **am besten zutrifft!**

- ☐ (a) nur 1) ist richtig
- ☐ (b) nur 1) und 4) sind richtig
- ☐ (c) nur 1), 3) und 4) sind richtig
- ☐ (d) nur 2), 3) und 4) sind richtig
- ☐ (e) alle Aussagen sind richtig

F2007 Prüfen Sie die folgenden Aussagen (1) bis (4):

Die Sertoli-Zellen ...

1) sind Teil der Blut-Hoden-Schranke.
2) produzieren Wachstumshormone für die Spermien.
3) produzieren Testosteron.
4) produzieren Inhibin, das die FSH-Produktion des Hypothalamus bremst.

Nun kreuzen Sie die Aussagenkombination an, die **am besten zutrifft!**

- ☐ (a) nur 1) ist richtig
- ☐ (b) nur 2) und 3) sind richtig
- ☐ (c) nur 1), 2) und 4) sind richtig

F2008 Prüfen Sie diese Aussage:

Sperma ist stark sauer und enthält etwa 50% Spermien, der Rest ist Prostata-Sekret mit viel ATP.

Diese Aussage ist

- ☐ a) richtig
- ☐ b) falsch

F2009 Prüfen Sie diese Aussage:

Bei der benignen Prostata-Hyperplasie kommt es zu einer Zellvermehrung, die den Harnröhreneingang verengen kann.

Diese Aussage ist

- ☐ a) richtig
- ☐ b) falsch

F2010 Prüfen Sie die folgenden Aussagen (1) bis (4):

Das Prostatakarzinom …

1) kann manchmal bei der rektalen Prostata-Palpation gefunden werden.
2) ist androgenabhängig.
3) metastasiert.
4) kann einen erhöhten PSA-Wert zur Folge haben.

Nun kreuzen Sie die Aussagenkombination an, die **am besten zutrifft!**

- ☐ (a) nur 1) und 4) sind richtig
- ☐ (b) nur 2) und 3) sind richtig
- ☐ (c) nur 1), 3) und 4) sind richtig
- ☐ (d) nur 1), 2) und 4) sind richtig
- ☐ (e) alle Aussagen sind richtig

F2011 Prüfen Sie diese Aussage:

Der Penis enthält zwei Arten von Schwellkörpern: das paarige Corpus cavernosum und das die Urethra umgebende Corpus spongiosum, das in der Glans penis endet.

Diese Aussage ist
- ☐ a) richtig
- ☐ b) falsch

F2012 Prüfen Sie diese Aussage:

Außer Viagra kann bei einer Erektionsstörung auch eine hohe Dose Testosteron gegeben werden, da hohe Dosen von Testosteron nicht nur die Aggressivität sondern auch die Libido steigern.

Diese Aussage ist
- ☐ a) richtig
- ☐ b) falsch

20.2 Weibliche Geschlechtsorgane

F2013 Prüfen Sie diese Aussage:

Als Adnexe werden beim Dickdarm und bei der Gebärmutter fetthaltige Ausstülpungen der Serosa bezeichnet.

Diese Aussage ist
- ☐ a) richtig
- ☐ b) falsch

F2014 Prüfen Sie diese Aussage:

Ein neugeborenes Mädchen hat in ihren Ovarien fast eine Million Eizellen, die von Follikelepithelzellen umgeben sind.

Diese Aussage ist
- ☐ a) richtig
- ☐ b) falsch

F2015 Prüfen Sie diese Aussage:

Neben den Follikelepithelzellen umhüllen auch umgewandelte Fibroblasten des Ovars die Eizelle im Sekundärfollikel.

Diese Aussage ist
- ☐ a) richtig
- ☐ b) falsch

F2016 Prüfen Sie diese Aussage:

Die Zellen des Graaf-Follikel wandelt sich nach dem Eisprung zu einer hormonproduzierenden Drüse um.

Diese Aussage ist
- ☐ a) richtig
- ☐ b) falsch

F2017 Ergänzen Sie den folgenden Satz:

Bei der Endometriose kommt ________________________ auch außerhalb der Gebärmutterhöhle vor, meist im Bauch- oder Beckenraum.

Kreuzen Sie das am **besten passende Wort** an, das die Lücke füllt!
- ☐ (a) Darmschleimhaut
- ☐ (b) Gebärmutterschleimhaut
- ☐ (c) Oberhaut

F2018 Ergänzen Sie den folgenden Satz:

Da ______________ östrogenabhängig wachsen, bilden sie sich im Klimakterium oft von selbst zurück.

Kreuzen Sie das am **besten passende Wort** an, das die Lücke füllt!

- ☐ (a) Myome
- ☐ (b) Anome
- ☐ (c) Hyome

F2019 Ergänzen Sie den folgenden Satz:

Zu den Warnsignalen für ein Korpuskarzinom gehören vaginale ___________ nach den Wechseljahren, die immer diagnostisch abgeklärt werden müssen.

Kreuzen Sie das am **besten passende Wort** an, das die Lücke füllt!

- ☐ (a) Blutungen
- ☐ (b) Schmerzen
- ☐ (c) Warzen

F2020 Prüfen Sie die folgenden Aussagen (1) bis (4):

Der Scheidenvorhof …

1) wird von den großen Schamlippen begrenzt.
2) ist der Mündungsort des Ureters.
3) wird von den Bartholinischen Drüsen angefeuchtet.
4) weist zwischen Harnröhre und Scheideneingang die Klitoris auf.

Nun kreuzen Sie die Aussagenkombination an, die **am besten zutrifft!**

- ☐ (a) nur 1) und 2) sind richtig
- ☐ (b) nur 2) ist richtig
- ☐ (c) nur 1), 2) und 4) sind richtig
- ☐ (d) nur 3) ist richtig
- ☐ (e) alle Aussagen sind richtig

F2021 Kreuzen Sie die **eine falsche** Aussage an!

- ☐ a) FSH stimuliert die Reifung der Ovarial-Follikel.
- ☐ b) FSH fördert beim Mann die Spermienreifung.
- ☐ c) LH fördert bei der Frau die Bildung von Progesteron.
- ☐ d) Progesteron gibt es im männlichen Körper praktisch nicht.
- ☐ e) LH fördert beim Mann nichts, denn er bildet ja kein Progesteron.

F2022 Ergänzen Sie den folgenden Satz:

________________ ist "das eigentliche Schwangerschaftshormon".

Kreuzen Sie das am **besten passende Wort** an, das die Lücke füllt!

- ☐ (a) Östrogen
- ☐ (b) Progesteron
- ☐ (c) Prolaktin

F2023 Prüfen Sie diese Aussage:

Das HCG wird vom Ovar gebildet, wenn der Eisprung kurz bevorsteht.

Diese Aussage ist

- ☐ a) richtig
- ☐ b) falsch

F2024 Prüfen Sie diese Aussage:

"Orangenhaut" an der weiblichen Brust kann ein Zeichen für ein Mammakarzinom sein.

Diese Aussage ist

- ☐ a) richtig
- ☐ b) falsch

Fragen

20.3 Sexuell übertragbare Krankheiten

F2025 Prüfen Sie diese Aussage:

Bei der Gonorrhö, dem Tripper, kommt es zum Austropfen von eitrig-milchigem Sekret und oft auch zu brennenden Schmerzen beim Wasserlassen.

Diese Aussage ist

- ☐ a) richtig
- ☐ b) falsch

F2026 Kreuzen Sie die **eine falsche** Aussage an!

- ☐ a) Die Syphilis ist auch heute noch eine gefährliche Geschlechtskrankheit.
- ☐ b) Der Coitus interruptus schützt nicht nur vor ungewollter Schwangerschaft, sondern auch vor den meisten Geschlechtskrankheiten.
- ☐ c) Der "weiche Schanker", das Ulcus molle, ist eine von Bakterien hervorgerufene Geschlechtskrankheit.
- ☐ d) Der "harte Schanker" (engl. chancre) ist das Geschwür bei Syphilis.
- ☐ e) Eine Impfung gegen HPV ist auf für Knaben sinnvoll, weil diese vor von Humanen-Papilloma-Viren verursachtem Peniskarzinom schützt.

KAPITEL

21 Schwangerschaft

21.1 Von der Konzeption zur Nidation

F2101 Prüfen Sie diese Aussage:

Weniger als 60% der befruchteten Eizellen schaffen es überhaupt, sich in der Gärmutterschleimhaut einzunisten.

Diese Aussage ist
- ☐ a) richtig
- ☐ b) falsch

F2102 Prüfen Sie diese Aussage:

Ab dem 35. Lebensjahr liegt die Chance, schwanger zu werden, pro Zyklus bei etwa 60%.

Diese Aussage ist
- ☐ a) richtig
- ☐ b) falsch

F2103 Prüfen Sie diese Aussage:

Mit der Befruchtung wird das genetische Geschlecht festgelegt.

Diese Aussage ist
- ☐ a) richtig
- ☐ b) falsch

F2104 Prüfen Sie diese Aussage:

Die Befruchtung führt beim Embryo zur Wiederherstellung des haploiden Chromosomensatzes.

Diese Aussage ist
- ☐ a) richtig
- ☐ b) falsch

F2105 Ergänzen Sie die folgenden Sätze:

Das Sperma befindet sich nach der Ejakulation dicht vor dem äußeren ______________, die Spermien wandern dann durch ________________ und Uterushöhle in die Eileiter.

Kreuzen Sie das am **besten passende Wort** an, das die Lücke füllt!
- ☐ (a) Muttermund
- ☐ (b) Salpinxmund
- ☐ (c) Vaginaleingang

F2106 Prüfen Sie die folgenden Aussagen (1) bis (4):

Bis zur Nidation …
1) durchläuft der Embryo mehrere Furchungen.
2) wird ein Embryoblast gebildet.
3) wird ein Trophoblast gebildet.
4) sind bis zum Acht-Zell-Stadium alle Zellen totipotent.

Nun kreuzen Sie die Aussagenkombination an, die **am besten zutrifft!**

- ☐ (a) nur 1) ist richtig
- ☐ (b) nur 1) und 4) sind richtig
- ☐ (c) nur 1), 3) und 4) sind richtig
- ☐ (d) nur 2), 3) und 4) sind richtig
- ☐ (e) alle Aussagen sind richtig

F2107 Ergänzen Sie die folgenden Sätze:

Eine Superfekundation, d. h. die Befruchtung von zwei Eizellen bei zwei verschiedenen Kohabitationen (also auch durch zwei verschiedene Männer), ist ____________.

Kreuzen Sie das am **besten passende Statement** an, das die Lücke füllt!

- ☐ (a) möglich
- ☐ (b) nicht möglich
- ☐ (c) verboten

F2108 Ergänzen Sie die folgenden Sätze:

Eine Superfetation, d. h. eine Konzeption während einer bereits bestehenden Schwangerschaft (Einnistung der Eizelle), ist ____________.

Kreuzen Sie das am **besten passende Statement** an, das die Lücke füllt!

- ☐ (a) möglich
- ☐ (b) nicht möglich
- ☐ (c) verboten

F2109 Prüfen Sie die folgenden Aussagen (1) bis (4):

Mehrlinge …
1) sind immer dizygot.
2) sind sich mindestens wie Geschwister ähnlich.
3) können eine gemeinsame Plazenta aufweisen.
4) sind stets nach dem 13. Tag post conceptionem entstanden.

Nun kreuzen Sie die Aussagenkombination an, die **am besten zutrifft!**

- ☐ (a) nur 1) ist richtig
- ☐ (b) nur 2) und 3) sind richtig
- ☐ (c) nur 1), 2) und 4) sind richtig
- ☐ (d) nur 3) und 4) sind richtig
- ☐ (e) alle Aussagen sind richtig

F2110 Prüfen Sie diese Aussage:

Das HCG (Humanes Chorion-Gonadotropin) wird vom Synzytiotrophoblasten gebildet und ist bereits am 14 Tag post conceptionem im Urin nachweisbar.

Diese Aussage ist

- ☐ a) richtig
- ☐ b) falsch

21.2 Entwicklung des Embryos und seiner Hüllen

F2111 Prüfen Sie diese Aussage:

Durch die Nabelschnurarterie gelangt mütterliches Blut in den Kreislauf des Ungeborenen, sodass Mutter und Kind immer dieselbe Blutgruppe haben.

Diese Aussage ist

- ☐ a) richtig
- ☐ b) falsch

F2112 Prüfen Sie diese Aussage:

Kann der Embryo nicht schlucken, gibt es Riesenmengen an Fruchtwasser (mehrere Liter). (vgl. MKK p 429)

Diese Aussage ist
- ☐ a) richtig
- ☐ b) falsch

21.3 Entwicklung des Fetus

F2113 Prüfen Sie diese Aussage:

Vor der Geburt zeigt der Fetus schon Schlafphasen.

Diese Aussage ist
- ☐ a) richtig
- ☐ b) falsch

F2114 Prüfen Sie diese Aussage:

Ab der 8. Schwangerschaftswoche post menstruationem können erste Hirnströme des Ungeborenen registriert werden.

Diese Aussage ist
- ☐ a) richtig
- ☐ b) falsch

F2115 Prüfen Sie diese Aussage:

Als Frühschwangerschaft wird die Schwangerschaft bis zur 12 Woche post menstruationem bezeichnet.

Diese Aussage ist
- ☐ a) richtig
- ☐ b) falsch

F2116 Prüfen Sie diese Aussage:

Nach der 12. Schwangerschaftswoche post conceptionem sind Störungen der Organentwicklung nicht mehr zu erwarten.

Diese Aussage ist
- ☐ a) richtig
- ☐ b) falsch

21.4 Geburt und die Zeit danach

F2117 Prüfen Sie die folgenden Aussagen (1) bis (4):

Eine Geburt …

1) vor der 42. SSW gilt als Frühgeburt.
2) nach der 37. SSW gilt als Spätgeburt.
3) in der 38. SSW gilt als Termingeburt.
4) die künstlich auf einen Termin gelegt wird nennt man Termingeburt.

Nun kreuzen Sie die Aussagenkombination an, die **am besten zutrifft!**
- ☐ (a) nur 1) und 2) sind richtig
- ☐ (b) nur 2) ist richtig
- ☐ (c) nur 1), 2) und 4) sind richtig
- ☐ (d) nur 3) ist richtig
- ☐ (e) alle Aussagen sind richtig

F2118 Prüfen Sie die folgenden Aussagen (1) bis (4):

Der Durchtritt des Kindes durch den Geburtskanal erfordert meist …

1) eine quere Kopfstellung im Beckeneingang.
2) eine Wendung des Kindsgesichts zum Enddarm der Mutter.
3) eine erneute Drehung des Kindes zur Geburt der Schultern.
4) eine hochsterile Abdeckung des Analbereiches der Mutter.

Nun kreuzen Sie die Aussagenkombination an, die **am besten zutrifft!**

- ☐ (a) nur 1) und 2) sind richtig
- ☐ (b) nur 2) ist richtig
- ☐ (c) nur 1), 2) und 3) sind richtig
- ☐ (d) nur 4) ist richtig
- ☐ (e) alle Aussagen sind richtig

F2119 Kreuzen Sie die **eine falsche** Aussage an!

- ☐ a) Beim Kaiserschnitt werden die Bauchwände der Mutter durchtrennt.
- ☐ b) Der Kaiserschnitt wird z.B. bei Geburtsstillstand angewandt.
- ☐ c) Heute erfolgt bei Beckenendlage zumeist der primäre Kaiserschnitt.
- ☐ d) Der sekundäre Kaiserschnitt wird in der Regel bei Zwillingsgeburten für den zweiten Zwilling angewandt, wenn der erste Zwilling sicher auf natürlichem Wege geboren wurde.
- ☐ e) Beim "sanften Kaiserschnitt" werden die Bauchschichten mit den Händen und nicht mit dem Messer getrennt.

F2120 Ergänzen Sie den folgenden Satz:

Erleidet das Kind während der Geburt einen mehr als nur kurzzeitigen Sauerstoffmangel (z. B. durch eine vorzeitige Lösung der Plazenta), so wird das Gehirn unwiderruflich geschädigt. Spastische Lähmungen und geistige Behinderung sind häufig die Folge (____________).

Kreuzen Sie das am **besten passende Wort** an, das die Lücke füllt!

- ☐ (a) Zentrallähmung
- ☐ (b) Zerebralparese
- ☐ (c) Herzstillstand

F2121 Ergänzen Sie den folgenden Satz:

Als Wochenbett oder ____________ wird die etwa 6—8 Wochen dauernde Zeit nach der Geburt bezeichnet, in der sich die durch Schwangerschaft und Geburt entstandenen mütterlichen Veränderungen wieder zurückbilden.

Kreuzen Sie das am **besten passende Wort** an, das die Lücke füllt!

- ☐ (a) Puerperium
- ☐ (b) Pubertät
- ☐ (c) Praeputium

F2122 Prüfen Sie diese Aussage:

Prolaktin fördert die Milchbildung, Oxitocin fördert die Milchentleerung.

Diese Aussage ist

- ☐ a) richtig
- ☐ b) falsch

F2123 Prüfen Sie diese Aussage:

Lochien werden zu Deutsch als Nachwehen bezeichnet.

Diese Aussage ist

- ☐ a) richtig
- ☐ b) falsch

F2124 Prüfen Sie diese Aussage:

Die Unfruchtbarkeit eines Paares wird in der Fachsprache als „Infertilität" bezeichnet.

Diese Aussage ist

- ☐ a) richtig
- ☐ b) falsch

F2125 Kreuzen Sie die **eine falsche** Aussage an!

- ☐ a) Etwa 10–15 % aller Paare bleiben ungewollt kinderlos, also unfruchtbar.
- ☐ b) Bei der Unfruchtbarkeit liegt in jeweils etwa 30 % eine Störung allein der weiblichen oder der männlichen Fruchtbarkeit zugrunde.
- ☐ c) Bei der Unfruchtbarkeit besteht in 20–30 % bei beiden Partnern eine Störung.
- ☐ d) Bei der weiblichen Unfruchtbarkeit ist in über 60 % eine Fehlernährung die Ursache.
- ☐ e) Bei der Unfruchtbarkeit bleibt allerdings in 10–20 % die Ursache unklar.

F2126 Ergänzen Sie den folgenden Satz:

Bei der künstlichen Befruchtung kann eine homologe oder eine heterologe ______________ erfolgen.

Kreuzen Sie das am **besten passende Wort** an, das die Lücke füllt!

- ☐ (a) Insemination
- ☐ (b) Implantation
- ☐ (c) Inokulation
- ☐ (d) Intrusion
- ☐ (e) Invasion

F2127 Prüfen Sie die folgenden Aussagen (1) bis (4):

Bei der Keimzell-Spende ...
1) ist die Samenspende in Deutschland, Österreich und der Schweiz erlaubt.
2) ist die Eizellspende in Deutschland, Österreich und der Schweiz verboten.
3) werden nur tiefgefrorene Spermien von den Samenbanken angeboten.
4) wird die Identität des/der Spenderin intern dokumentiert.

Nun kreuzen Sie die Aussagenkombination an, die **am besten zutrifft!**

- ☐ (a) nur 1) ist richtig
- ☐ (b) nur 1) und 2) sind richtig
- ☐ (c) nur 1), 3) und 4) sind richtig
- ☐ (d) nur 2) und 4) sind richtig
- ☐ (e) alle Aussagen sind richtig

F2128 Prüfen Sie diese Aussage:

Die In-vitro-Fertilisation (IVF) ist die Befruchtung der Eizelle mit einem Spermium außerhalb des weiblichen Körpers.

Diese Aussage ist

- ☐ a) richtig
- ☐ b) falsch

KAPITEL

22 Kinder

22.1 Neugeborenes und Säugling

F2201 Prüfen Sie diese Aussage:

Als "pruning" bezeichnet man die Bildung von Synapsen und den nachfolgenden Abbau nicht genutzter neuronaler Verbindungen.

Diese Aussage ist
- ☐ a) richtig
- ☐ b) falsch

F2202 Prüfen Sie diese Aussage:

Bei Kindern ist, vergleichbar mit Erwachsenen, eine Verschiebung von den akuten zu den chronischen und von den somatischen (körperlichen) zu den psychischen Erkrankungen zu beobachten.

Diese Aussage ist
- ☐ a) richtig
- ☐ b) falsch

F2203 Prüfen Sie diese Aussage:

Säuglinge sollte man nicht impfen, weil ihr Immunsystem noch zu schwach ist.

Diese Aussage ist
- ☐ a) richtig
- ☐ b) falsch

F2204 Ergänzen Sie die folgenden Sätze:

"Wie neugeboren", so fühlt sich ein Mensch vielleicht mehrmals in seinem Leben: Ein Neugeborenes ist er jedoch nur die ersten 28 Tage nach seiner Geburt. Dieser willkürlich festgesetzte Zeitraum heißt Neugeborenenperiode (____________________).

Kreuzen Sie das am **besten passende Wort** an, das die Lücke füllt!
- ☐ (a) Neode
- ☐ (b) Neonatalperiode
- ☐ (c) Neuzeit

F2205 Prüfen Sie die folgenden Aussagen (1) bis (4):

Die neonatale Adaptation umfasst …
1) die Umstellung der Atmung auf die Lungenatmung.
2) die Umstellung des Kreislaufs auf die Lungendurchblutung.
3) die Entstehung eines Neugeborenen-Ikterus.
4) die Ausscheidung von Mekonium.

Nun kreuzen Sie die Aussagenkombination an, die **am besten zutrifft!**
- ☐ (a) nur 1) ist richtig
- ☐ (b) nur 1) und 4) sind richtig
- ☐ (c) nur 1), 3) und 4) sind richtig
- ☐ (d) nur 2), 3) und 4) sind richtig
- ☐ (e) alle Aussagen sind richtig

F2206 Prüfen Sie diese Aussage:

Der Säugling verliert bis zu 15% seines Körpergewichtes in den ersten ein bis zwei Wochen.

Diese Aussage ist
- ☐ a) richtig
- ☐ b) falsch

F2207 Prüfen Sie diese Aussage:

Die Käseschmiere des Neugeborenen sollte zügig entfernt werden, denn sie ist das Zeichen einer hässlichen Pilzinfektion.

Diese Aussage ist
- ☐ a) richtig
- ☐ b) falsch

F2208 Prüfen Sie die folgenden Aussagen (1) bis (4):

Das APGAR-Schema …
1) ist von Virginia Apgar entwickelt worden.
2) wird minütlich nach der Geburt erhoben.
3) umfasst Hautfarbe, Herzfrequenz und Atmung.
4) umfasst den Muskeltonus und die Aktivität bei Irritation.

Nun kreuzen Sie die Aussagenkombination an, die **am besten zutrifft!**
- ☐ (a) nur 1) ist richtig
- ☐ (b) nur 2) und 3) sind richtig
- ☐ (c) nur 1), 2) und 4) sind richtig
- ☐ (d) nur 3) und 4) sind richtig
- ☐ (e) alle Aussagen sind richtig

F2209 Prüfen Sie diese Aussage:

Heute wird als übergewichtig ein Neugeborenes mit einem Geburtsgewicht von über 6 kg (und nicht mehr wie früher von 4,2 kg) bezeichnet.

Diese Aussage ist
- ☐ a) richtig
- ☐ b) falsch

F2210 Prüfen Sie diese Aussage:

Die dunkle affenartige Behaarung des Neugeborenen auf Schultern und Oberarmen sollte zügig abgeflämmt werden, denn sie könnte ein Relaps sein.

Diese Aussage ist
- ☐ a) richtig
- ☐ b) falsch

F2211 Welchen Reflex zeigt die Bildfolge unten?

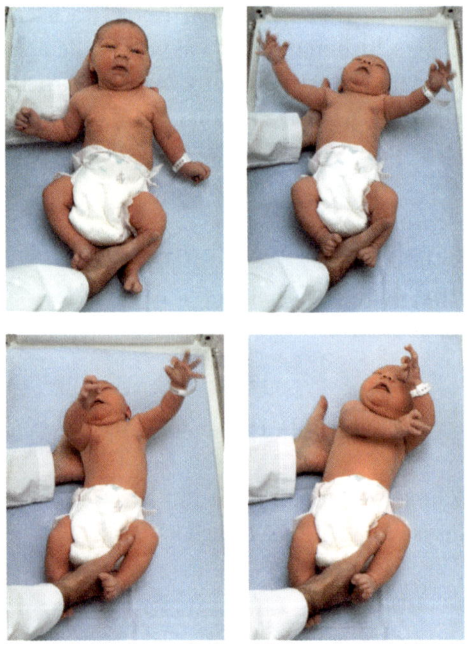

F2211

Bitte kreuzen Sie die **am besten passende** Antwort an!

- ☐ a) Moro-Reflex
- ☐ b) Babinsky-Reflex
- ☐ c) Mongolen-Reflex

F2212 Prüfen Sie diese Aussage:

Als Fechterstellung wird eine Körperhaltung bezeichnet, die (in Rückenlage) bei Drehung des Säuglingskopfes zu einer ipsilateralen Streckung und einer contralateralen Beugung der Extremitäten führt.

Diese Aussage ist

- ☐ a) richtig
- ☐ b) falsch

F2213 Prüfen Sie diese Aussage:

Der Fußgreifreflex kann bis zum Ende des zweiten Lebensjahres ausgelöst werden.

Diese Aussage ist

- ☐ a) richtig
- ☐ b) falsch

F2214 Ergänzen Sie die folgenden Sätze:

Die Überlebensrate der Frühgeborenen ist in den letzten Jahrzehnten konstant angestiegen. So ist in den zurückliegenden 35 Jahren das Geburtsgewicht, bei dem 50% der Frühgeborenen überleben, von 1.200 g auf etwa __________ g gesunken (500 g werden ungefähr in der 24. Schwangerschaftswoche erreicht).

Kreuzen Sie das am **besten passende Wort** an, das die Lücke füllt!

- ☐ (a) 200—250
- ☐ (b) 500—600
- ☐ (c) 800—1.000

F2215 Prüfen Sie diese Aussage:

Säuglingen sollte Kuhmilch nicht gegeben werden.

Diese Aussage ist

- ☐ a) richtig
- ☐ b) falsch

F2216 Prüfen Sie diese Aussage:

Aus medizinischen Gründen gibt es keine Notwendigkeit zu einem bestimmten Kindsalter abzustillen.

Diese Aussage ist

- ☐ a) richtig
- ☐ b) falsch

22.2 Wachstum und Entwicklung

F2217 Welche Beschriftung muss bei (x) stehen?

Bitte kreuzen Sie die **am besten passende** Beschriftung an!

- ☐ a) 3 Wochen
- ☐ b) 5 Monate
- ☐ c) 8 Monate

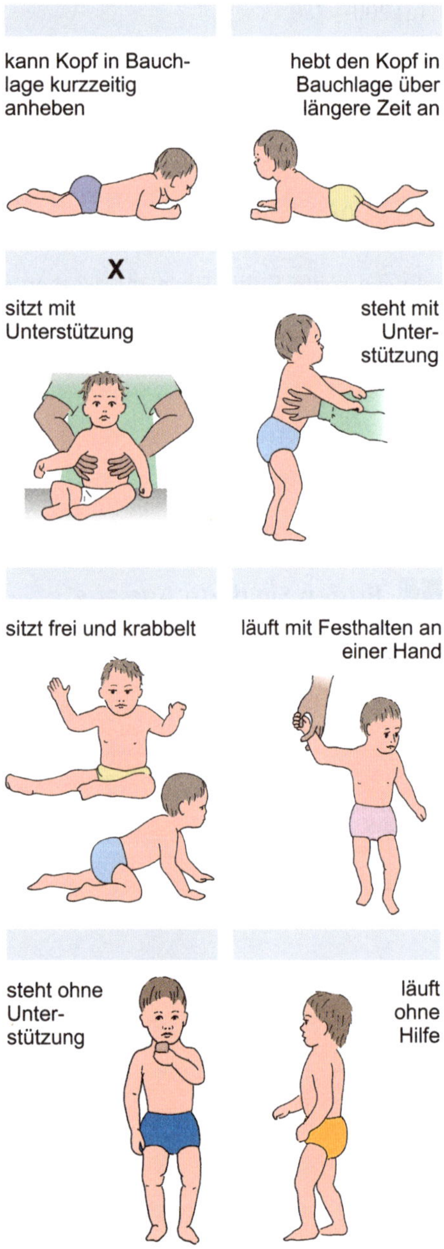

F2217

F2218 Prüfen Sie diese Aussage:

Schon im Alter von 2—3 Monaten probiert der Säugling seinen gesamten Sprachapparat aus. In dieser Zeit senkt sich der Kehlkopf ab, sodass die Zunge mehr Bewegungsspielraum bekommt und das Kind den Luftstrom aktiv steuern kann.

Diese Aussage ist

- ☐ a) richtig
- ☐ b) falsch

F2219 Prüfen Sie diese Aussage:

Schon im Alter von drei Jahren benutzt das gesund entwickelte Kind 1.000 Wörter und bildet vollständige Sätze.

Diese Aussage ist

- ☐ a) richtig
- ☐ b) falsch

KAPITEL

23 Ältere Menschen

23.1 Der Alterungsprozess allgemein

F2301 Prüfen Sie diese Aussage:

Altern ist ein biologischer Prozess, der nach einem genauen "Fahrplan" bei allen Menschen gleich abläuft.

Diese Aussage ist
- ☐ a) richtig
- ☐ b) falsch

F2302 Prüfen Sie die folgenden Aussagen (1) bis (4):

Theorien der Alterung umfassen beispielsweise die Theorie, …
1) dass mit jeder Zellteilung die Telomerlänge abnimmt.
2) dass der Mensch zu viel bekleidet ist und zu wenig an der frischen Luft.
3) dass sich im Laufe der Zeit immer mehr somatische Mutationen anhäufen.
4) dass der Körper übersäuert.

Nun kreuzen Sie die Aussagenkombination an, die **am besten zutrifft!**
- ☐ (a) nur 1) ist richtig
- ☐ (b) nur 1) und 3) sind richtig
- ☐ (c) nur 1), 3) und 4) sind richtig
- ☐ (d) nur 2), 3) und 4) sind richtig
- ☐ (e) alle Aussagen sind richtig

F2303 Prüfen Sie diese Aussage:

Im Alter hat sich gezieltes Body-Building und viel Bewegung als bestes Anti-Aging bewährt.

Diese Aussage ist
- ☐ a) richtig
- ☐ b) falsch

F2304 Ergänzen Sie den folgenden Satz:

Die __________ (Altersheilkunde) ist die Lehre von den Krankheiten des alternden Menschen und ihrer Behandlung.

Kreuzen Sie das am **besten passende Wort** an, das die Lücke füllt!
- ☐ (a) Gerontologie
- ☐ (b) Gerose
- ☐ (c) Geriatrie

F2305 Ergänzen Sie den folgenden Satz:

____________________ (Alters- oder Alternsforschung) bezeichnet die Wissenschaft, die sich mit den körperlichen, seelischen und sozialen Vorgängen des Alterns beschäftigt.

Kreuzen Sie das am **besten passende Wort** an, das die Lücke füllt!
- ☐ (a) Gerontologie
- ☐ (b) Gerose
- ☐ (c) Geriatrie

F2306 Prüfen Sie diese Aussage:

Die Progerie bezeichnet in der Regel die pathologisch frühe Vergreisung noch vor Ende der Pubertät.

Diese Aussage ist
- ☐ a) richtig
- ☐ b) falsch

F2307 Prüfen Sie diese Aussage:

Bei den Todesursachen stehen auch heute noch die Herz-Kreislauf-Erkrankungen an erster Stelle.

Diese Aussage ist
- ☐ a) richtig
- ☐ b) falsch

F2308 Prüfen Sie diese Aussage:

Ältere Menschen sollten nicht gleichzeitig gegen Grippe und Pneumokokken geimpft werden, weil ihr Immunsystem geschont werden muss.

Diese Aussage ist
- ☐ a) richtig
- ☐ b) falsch

F2309 Prüfen Sie diese Aussage:

Beim Erwachsenen ohne aktives Muskeltraining nimmt die Muskelmasse jährlich um etwa 0,5% ab und wird durch Fett ersetzt.

Diese Aussage ist
- ☐ a) richtig
- ☐ b) falsch

F2310 Prüfen Sie diese Aussage:

Im Alter ist der Kalorienbedarf um etwa 70% auf rund 30% des 20-jährigen reduziert, weshalb Alte auch weniger Fleisch und andere Eiweißquellen erhalten sollten.

Diese Aussage ist
- ☐ a) richtig
- ☐ b) falsch

F2311 Prüfen Sie diese Aussage:

Es ist biologisch gut eingerichtet, dass Alte wenig Durst haben, denn sie benötigen auch weniger Flüssigkeit als Junge.

Diese Aussage ist
- ☐ a) richtig
- ☐ b) falsch

F2312 Prüfen Sie diese Aussage:

Primär ist die Blutbildung im Knochenmark altersbedingt nicht verändert.

Diese Aussage ist
- ☐ a) richtig
- ☐ b) falsch

F2313 Prüfen Sie diese Aussage:

Im Alter nehmen humorale und zelluläre Immunität ab, während gleichzeitig oft die Fieberreaktion fehlt und Infektionskrankheiten einen schweren Verlauf nehmen.

Diese Aussage ist
- ☐ a) richtig
- ☐ b) falsch

23.2 Spezielle neurologisch-psychiatrische Veränderungen im Alter

F2314 Prüfen Sie diese Aussage:

Training kann verlorene Sensoren nicht wiederherstellen.

Diese Aussage ist
☐ a) richtig
☐ b) falsch

F2315 Prüfen Sie diese Aussage:

Schwitzen ist oft im Alter ungenügend, weshalb bei Umgebungstemperaturen über 36°C eine zunehmende Überwärmung mit der Gefahr des Kreislaufversagens besteht.

Diese Aussage ist
☐ a) richtig
☐ b) falsch

F2316 Prüfen Sie diese Aussage:

Im Alter ist Unterkühlung häufig, auch weil insbesondere die Kältewahrnehmung im Alter schlechter wird.

Diese Aussage ist
☐ a) richtig
☐ b) falsch

F2317 Prüfen Sie diese Aussage:

Im Alter nehmen micro arousals zu, während die Tiefschlafphasen abnehmen.

Diese Aussage ist
☐ a) richtig
☐ b) falsch

F2318 Prüfen Sie die folgenden Aussagen (1) bis (4):

Verwirrtheit ...
1) kann mit Wahnvorstellungen verbunden sein.
2) kann Folge eines Wassermangels sein.
3) wird postoperativ als "postoperatives Delir" bezeichnet.
4) kann plötzlich oder chronisch auftreten.

Nun kreuzen Sie die Aussagenkombination an, die **am besten zutrifft!**
☐ (a) nur 1) ist richtig
☐ (b) nur 1) und 4) sind richtig
☐ (c) nur 1), 3) und 4) sind richtig
☐ (d) nur 2), 3) und 4) sind richtig
☐ (e) alle Aussagen sind richtig

F2319 Ergänzen Sie den folgenden Satz:

Bei der viel häufigeren Alzheimer-Demenz sind mehr Frauen betroffen, bei der selteneren ________________ Demenz sind vor allem Männer betroffen.

Kreuzen Sie das am **besten passende Wort** an, das die Lücke füllt!
☐ (a) endogen
☐ (b) vaskulären
☐ (c) hemilateralen

F2320 Ergänzen Sie den folgenden Satz:

Im Alter kann es bei der gleichzeitigen Gabe mehrerer Medikamente durch die verstärkte Konkurrenz um die Eiweiße des Blutes (verminderte Eiweißbindung) zu __________________ der jetzt in freier Form vorliegenden Arzneimittel kommen. Besonders typisch ist die Wirkungsverstärkung bei oralen Antidiabetika mit Gefahr der Unterzuckerung.

Kreuzen Sie das am **besten passende Wort** an, das die Lücke füllt!

☐ (a) Wirkungsverminderungen
☐ (b) Wirkungserhöhungen
☐ (c) Wirkungsausfall

F2321 Ergänzen Sie den folgenden Satz:

Manche Medikamente, z. B. Beruhigungsmittel, wirken aber nicht nur stärker, sondern haben im Alter eine andere Wirkungsqualität, ein Beispiel sind mögliche __________________ bei einem Schlafmittel. Als Ursache dieser paradoxen Wirkungen werden vor allem Veränderungen im Rezeptorengefüge des Gehirns vermutet.

Kreuzen Sie das am **besten passende Wort** an, das die Lücke füllt!

☐ (a) Erschlaffungszustände
☐ (b) Dauerschlafzustände
☐ (c) Erregungszustände

KAPITEL

24 Notfälle

24.1 Notfall und Erste Hilfe

F2401 Prüfen Sie diese Aussage:

Ein Notfall, der die Vitalfunktionen des Menschen stört oder aufhebt, kann durch Störung des Bewusstseins, der Herzaktion und des Kreislaufs oder durch Störung der Atmung ausgelöst werden.

Diese Aussage ist
- ☐ a) richtig
- ☐ b) falsch

F2402 Prüfen Sie diese Aussage:

Erste Hilfe reicht von der Absicherung des Notfallortes über den Notruf bis hin zur Herz-Lungen-Wiederbelebung - oder auch dem Händehalten zur Beruhigung.

Diese Aussage ist
- ☐ a) richtig
- ☐ b) falsch

F2403 Prüfen Sie die folgenden Aussagen (1) bis (4):

Erkennen eines Notfalls …
1) wird ausschließlich durch die Fachperson gemacht, das ist nichts für Laien.
2) kann auch an einer übermäßigen Atemanstrengung möglich werden.
3) kann auch an einer plötzlichen Lähmung möglich werden.
4) ist auch medizinischen Laien möglich.

Nun kreuzen Sie die Aussagenkombination an, die **am besten zutrifft!**
- ☐ (a) nur 1) ist richtig
- ☐ (b) nur 2) und 3) sind richtig
- ☐ (c) nur 2), 3) und 4) sind richtig
- ☐ (d) nur 3) und 4) sind richtig
- ☐ (e) alle Aussagen sind richtig

F2404 Prüfen Sie diese Aussage:

Eine vollständige Rettungskette besteht aus: Sofortmaßnahmen, weiteren Maßnahmen der Ersten Hilfe und schließlich dem Notruf.

Diese Aussage ist
- ☐ a) richtig
- ☐ b) falsch

F2405 Prüfen Sie diese Aussage:

Atmet der Patient, so kann der Helfer dies sehen (Heben und Senken des Brustkorbes), hören (Atemgeräusche) und fühlen (Luftbewegung an seiner Wange).

Diese Aussage ist
- ☐ a) richtig
- ☐ b) falsch

F2406 Prüfen Sie die folgenden Aussagen (1) bis (4):

Der Inhalt eines Notrufes muss folgende fünf Punkte umfassen (5 × W) …

1) Wo geschah es? Was geschah? Wie kam der Unfall zustande?
2) Wo blutet der Verletzte? Was geschah? Wie viele Verletzte?
3) Wo geschah es? Was geschah? Wie viele Verletzte?
4) Welche Art von Verletzungen? Warten auf Rückfragen.

Nun kreuzen Sie die Aussagenkombination an, die **am besten zutrifft!**

- ☐ (a) nur 1) ist richtig
- ☐ (b) nur 1) und 4) sind richtig
- ☐ (c) nur 1), 3) und 4) sind richtig
- ☐ (d) nur 3) und 4) sind richtig
- ☐ (e) alle Aussagen sind richtig

F2407 Prüfen Sie die folgenden Aussagen (1) bis (4):

Wann soll der Notruf erfolgen?

1) Als erstes, direkt beim Auffinden einer verletzten Person.
2) Bei Erwachsenen, nach Prüfung von Bewusstsein und Atmung.
3) Bei Erwachsenen, nach 15 Thoraxkompressionen, 2 Beatmungen und weiteren 15 Thoraxkompressionen.
4) Bei Erwachsenen, vor kardio-pulmonaler Wiederbelebung.

Nun kreuzen Sie die Aussagenkombination an, die **am besten zutrifft!**

- ☐ (a) nur 1) ist richtig
- ☐ (b) nur 2) ist richtig
- ☐ (c) nur 3) ist richtig
- ☐ (d) nur 4) ist richtig
- ☐ (e) alle Aussagen sind falsch

F2408 Prüfen Sie die folgenden Aussagen (1) bis (4):

Wann soll der Notruf erfolgen?

1) Als erstes, direkt beim Auffinden einer verletzten Person.
2) Bei Kindern, nach Prüfung von Bewusstsein und Atmung.
3) Bei Kindern, nach 15 Thoraxkompressionen, 2 Beatmungen und weiteren 15 Thoraxkompressionen .
4) Bei Kindern, vor kardio-pulmonaler Wiederbelebung.

Nun kreuzen Sie die Aussagenkombination an, die **am besten zutrifft!**

- ☐ (a) nur 1) ist richtig
- ☐ (b) nur 2) ist richtig
- ☐ (c) nur 3) ist richtig
- ☐ (d) nur 4) ist richtig
- ☐ (e) alle Aussagen sind falsch

24.2 Kardiopulmonale Reanimation

F2409 Prüfen Sie diese Aussage:

Die Herzdruckmassage darf nie länger als fünf Sekunden unterbrochen werden.

Diese Aussage ist

- ☐ a) richtig
- ☐ b) falsch

F2410 Prüfen Sie diese Aussage:

Die Herzdruckmassage sollte mit einer Frequenz von 100 pro Minute erfolgen.

Diese Aussage ist

- ☐ a) richtig
- ☐ b) falsch

F2411 Prüfen Sie diese Aussage:

AED-Geräte können auch von Laien bedient werden, da der Automatische Externe Defibrillator dem Laien alle notwendigen Anweisungen gibt.

Diese Aussage ist
- ☐ a) richtig
- ☐ b) falsch

F2412 Prüfen Sie die folgenden Aussagen (1) bis (4):

Zu den Notfallmedikamenten des Notarztes zählen …
1) Sauerstoff, Schmerzmittel und Adreanlin.
2) Atropin.
3) Amiodaron.
4) Natriumbikarbonat.

Nun kreuzen Sie die Aussagenkombination an, die **am besten zutrifft!**
- ☐ (a) nur 1) ist richtig
- ☐ (b) nur 1) und 4) sind richtig
- ☐ (c) nur 1), 3) und 4) sind richtig
- ☐ (d) nur 2), 3) und 4) sind richtig
- ☐ (e) alle Aussagen sind richtig

F2413 Welche Beschriftung muss bei (x) stehen?

Bitte kreuzen Sie die am besten passende Beschriftung an!

- ☐ a) um Hilfe rufen
- ☐ b) Notruf
- ☐ c) stabile Seitenlage

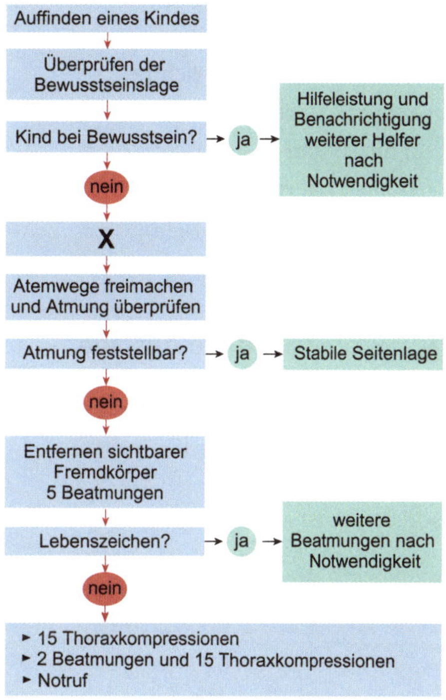

F2413

24.3 Weitere lebensrettende Maßnahmen

F2414 Prüfen Sie diese Aussage:

Das Abbinden einer Extremität ist nur in Ausnahmefällen erlaubt.

Diese Aussage ist
- ☐ a) richtig
- ☐ b) falsch

Fragen

F2415 Prüfen Sie die folgenden Aussagen (1) bis (4):

Zeichen eines Kreislaufschocks können sein ...
1) schneller Puls (über 100 Schläge/min).
2) systolischer Blutdruck unter 80 mmHG.
3) kalte und feuchte Haut.
4) starkes Durstgefühl.

Nun kreuzen Sie die Aussagenkombination an, die **am besten zutrifft!**

☐ (a) nur 1) und 2) sind richtig
☐ (b) nur 2) ist richtig
☐ (c) nur 2) und 3) sind richtig
☐ (d) nur 3) ist richtig
☐ (e) alle Aussagen sind richtig

F2416 Prüfen Sie diese Aussage:

Verbrennungen und Verätzungen sollen ausgiebig mit Wasser gespült werden.

Diese Aussage ist
☐ a) richtig
☐ b) falsch

F2417 Prüfen Sie diese Aussage:

Bisswunden sollen mit Seifenwasser ausgewaschen werden.

Diese Aussage ist
☐ a) richtig
☐ b) falsch

F2418 Prüfen Sie diese Aussage:

Alle Wunden, also auch Verbrennungen und Verätzungen, Bisswunden und blutende Wunden, sollen stets fest mit einem Wundverband verschlossen werden.

Diese Aussage ist
☐ a) richtig
☐ b) falsch

F2419 Ergänzen Sie den folgenden Satz:

Wurde ein Zahn oder Zahnstück herausgeschlagen, so sollte es gesucht und zum Zahnarzt mitgenommen werden (Zahn nur an der Krone anfassen, nicht mechanisch säubern, allenfalls bei starker Verschmutzung abspülen). Der Zahn muss feucht transportiert werden. Optimal sind sog. Zahnrettungsboxen, wie sie in vielen Schulen oder von Sportvereinen vorgehalten werden. Ansonsten sind auch physiologische Kochsalzlösung oder ________ möglich, jedoch kein Wasser und keine alkoholischen oder desinfektionsmittelhaltigen Lösungen.

Kreuzen Sie das am **besten passende Wort** an, das die Lücke füllt!

☐ (a) Milch
☐ (b) Zitronensaft
☐ (c) natürliches oder vitalisiertes Quellwasser

24.4 Erste Hilfe in besonderen Notfallsituationen

F2420 Prüfen Sie diese Aussage:

Hat sich ein Fremdkörper in der Luftröhre festgesetzt, können Rückenschläge Hustenstöße auslösen.

Diese Aussage ist

☐ a) richtig

☐ b) falsch

F2421 Prüfen Sie diese Aussage:

Ist bei Bewusstlosigkeit Atmung und Kreislauf vorhanden, wird der Betroffene in Rückenlage gelagert.

Diese Aussage ist

☐ a) richtig

☐ b) falsch

F2422 Prüfen Sie die folgenden Aussagen (1) bis (4):

Bei Verdacht auf eine Vergiftung sollte der Notruf umfassen …

1) wie alt das Opfer ist und was wahrscheinlich eingenommen wurde.
2) wie viel und wann es eingenommen wurde.
3) was bisher beobachtet wurde.
4) was bisher unternommen wurde.

Nun kreuzen Sie die Aussagenkombination an, die **am besten zutrifft!**

☐ (a) nur 1) und 2) sind richtig

☐ (b) nur 2) und 3) sind richtig

☐ (c) nur 3) und 4) sind richtig

☐ (d) nur 1) und 4) sind richtig

☐ (e) alle Aussagen sind richtig

F2423 Prüfen Sie diese Aussage:

Obwohl bei einem großen epileptischen Anfall die Gefahr eines Zungenbisses besteht, sollte nichts zwischen die Zahnreihen geklemmt werden, da es dadurch zur Verlegung der Atemwege kommen kann.

Diese Aussage ist

☐ a) richtig

☐ b) falsch

F2424 Prüfen Sie diese Aussage:

Bei allen Erfrierungen muss an eine gleichzeitig vorliegende Unterkühlung gedacht werden, die aber erst nachrangig behandelt werden sollte.

Diese Aussage ist

☐ a) richtig

☐ b) falsch

F2425 Prüfen Sie diese Aussage:

Brennende Person sollen im Notfall mit Wasser übergossen oder in Wasser eingetaucht werden.

Diese Aussage ist

☐ a) richtig

☐ b) falsch

F2426 Ergänzen Sie den folgenden Satz:

Bei Verätzungen von Mund, Speiseröhre und Magen den Betroffenen ____________ zum Erbrechen bringen.

Kreuzen Sie die am **besten passende Formulierung** an, die die Lücke füllt!

☐ (a) immer

☐ (b) niemals

☐ (c) bei Übelkeit

F2427 Prüfen Sie die folgenden Aussagen (1) bis (4):

Stromunfälle …

1) sind, wenn sie überlebt werden, harmlos.
2) sind auch Stunden bis Tage nach dem Ereignis noch lebensgefährlich.
3) sind lebensgefährlich, weil es zu Herzrhythmusstörungen kommen kann.
4) sind gefährlich, weil auch Helfer noch Stunden später am Verletzten einen elektrischen Schlag bekommen können.

Nun kreuzen Sie die Aussagenkombination an, die **am besten zutrifft!**

- ☐ (a) nur 1) und 4) sind richtig
- ☐ (b) nur 2) und 3) sind richtig
- ☐ (c) nur 1), 2) und 3) sind richtig
- ☐ (d) nur 2), 3) und 4) sind richtig
- ☐ (e) alle Aussagen sind richtig

F2428 Prüfen Sie diese Aussage:

Jede Nadelstichverletzung ist ein Notfall.

Diese Aussage ist

- ☐ a) richtig
- ☐ b) falsch

F2429 Prüfen Sie diese Aussage:

Jeder Sekretspritzer ins Auge ist ein Notfall.

Diese Aussage ist

- ☐ a) richtig
- ☐ b) falsch

II Lösungen

Lösungen 1. Grundlagen

0101 b) falsch

0102 a) richtig

0103 a) richtig

0104 a) richtig

0105 (e) alle Aussagen sind richtig

0106 d) Arsen findet sich nicht im Körper

0107 (c) nur 2), 3) und 4) sind richtig

0108 (e) alle Aussagen sind richtig

0109 a) Kalium ist wesentlich zur Aufrechterhaltung der Wasserbilanz.

0110 (a) Anziehung

0111 b) Chemische Bindungen sind z.B. Ionenbindungen.

0112 d) Die Anode ist der Minus-Pol in der Elektrolyse.

Lösungen 2. Zelle, Genetik, Evolution

0201 a) richtig

0202 a) richtig

0203 a) Die menschliche Eizelle ist etwa 30 mm im Durchmesser und ist die größte Zelle des menschlichen Körpers.

0204 c) Golgi-Apparat

0205 (d) nur 2), 3) und 4) sind richtig

0206 (e) alle Aussagen sind richtig

0207 (c) nur 1), und 3) sind richtig

0208 (e) alle Aussagen sind richtig

0209 e) Chromosomen bestehen immer aus 2 Chromatiden.

0210 (d) nur 1), 3) und 4) sind richtig

0211 (d) nur 3) und 4) sind richtig

0212 a) Diffusion

0213 (a) Genexpression

0214 (c) Mutation, Selektion und Isolation

0215 a) richtig

0216 a) richtig

Lösungen 3. Gesundheit und Krankheit

0301 a) richtig

0302 a) richtig

0303 a) Die Ätiologie ist die Lehre von den Krankheitsfolgen.

0304 (e) alle Aussagen sind richtig

0305 (e) alle Aussagen sind richtig

0306 e) Mitochondrial erbliche Krankheilen sind bedingt durch Mutationen der mitochondrialen DNA und somit nur über die Väter vererbbar.

0307 (e) alle Aussagen sind richtig

0308 (e) alle Aussagen sind richtig

0309 e) Zu den Entzündungsmediatoren zählen auch UV-Strahlen.

0310 b) Gutartige Tumoren sind gegen die Umgebung niemals verschieblich.

0311 (e) alle Aussagen sind richtig

0312 d) Inapparent verlaufende Krankheiten sind niemals tödlich.

0313 d) nur 1), 3) und 4) sind richtig

Lösungen 4. Gewebe

0401 a) richtig

0402 a) richtig

0403 c) Auch Lipome sind eigentlich Karzinome.

0404 a) Substanzen können leichter durch das Epithel, wenn Tight junctions benachbarte Zellmembranen verschmelzen.

0405 (e) alle Aussagen sind richtig

0406 (b) nur 1) und 4) sind richtig

0407 b) falsch

0408 b) falsch

0409 d) Das braune Fettgewebe dient der wärmefreien Zitterbildung.

0410 (e) alle Aussagen sind richtig

0411 (a) nur 1), 2) und 3) sind richtig

0412 d) Herzmuskelgewebe ist sehr regenerationsfähig, überall sind Ersatzzellen.

0413 c) Der Zellkörper einer Nervenzelle enthält niemals einen Zellkern.

0414 (e) alle Aussagen sind richtig

0415 b) Ranvier-Schnürring

0416 a) richtig

0417 b) Besonders gut werden im Röntgenbild Weichteilgewebe abgebildet.

0418 d) natürliche

0419 b) nur 1) und 2) sind richtig

0420 d) nur 1), 3) und 4) sind richtig

0421 a) von oben im Bild

Lösungen 5. Knochen, Gelenke, Muskeln

0501 a) richtig

0502 b) Die Fossa bezeichnet einen Gang.

0503 d) Röhrenknochen sind vom vollkommen schmerzunempfindlichen Periost umhüllt.

0504 (b) Epiphysenfuge

0505 a) Osteoblasten sind für den Abbau von Knochengewebe zuständig.

0506 (e) alle Aussagen sind richtig

0507 b) Sexualhormone stoppen das Knochenwachstum abrupt.

0508 a) nur 1) und 2) sind richtig

0509 (a) nur 1) und 2) sind richtig

0510 (a) primärer

0511 (a) Synovia

0512 c) Gelenkknorpel

0513 (b) Freiheitsgrade

0514 b) falsch

0515 (b) nur 1), 2) und 4) sind richtig

0516 (d) nur 1) und 2) sind richtig

0517 b) richtig

0518 d) Knochenbrüche als Folge der Osteoporose sind sehr selten.

0519 (b) Östrogenmangel

0520 (c) nur 1), 3) und 4) sind richtig

0521 a) richtig

0522 a) richtig

0523 a) richtig

0524 b) falsch

Lösungen 6. Bewegungsapparat

0601 a) richtig

0602 a) richtig

0603 e) "Medial" bedeutet, etwas liegt genau auf der Medianebene.

0604 c) Die Lamina cribrosa des Stirnbeins bildet das Dach der Nasennebenhöhle.

0605 (a) Fontanelle

0606 (d) nur 2), 3) und 4) sind richtig

0607 (c) nur 1), 2) und 4) sind richtig

0608 c) Hält man die Hand wie beim Brotschneiden, dann nennt man diese Stellung Supination.

0609 (c) nur 1), 2) und 3) sind richtig

0610 (a) nur 1) und 2) sind richtig

0611 (a) 1.000

Lösungen 7. Haut

0701 b) falsch

0702 a) richtig

0703 a) Unter der Oberhaut befindet sich die Unterhaut.

0704 c) Körnerschicht + Stachelzellschicht + Basalzellschicht

0705 (a) Keratinozyten

0706 (a) Melan

0707 (b) Langerhans

0708 (e) alle Aussagen sind richtig

0709 a) richtig

0710 a) richtig

0711 a) richtig

0712 b) falsch

0713 (a) Je lockerer und fettärmer

0714 c) Als Flaumhaare oder Lanugo-Haare kann man die Haare der Genitalregion und der Achselhöhle bezeichnen.

0715 (e) alle Aussagen sind richtig

0716 a) richtig

0717 b) falsch

Lösungen 8. Nervensystem

0801 c) Axonhügel

0802 b) falsch

0803 (a) Axonhügel

0804 a) richtig

0805 (a) Depolarisation

0806 (e) alle Aussagen sind richtig

0807 e) Nicht-myelinisierte Axone sind markhaltig, myelinisierte sind marklos.

0808 (b) Aktionspotenziale

0809 (e) alle Aussagen sind richtig

0810 (a) Multiplen Sklerose

0811 a) richtig

0812 (a) Kalzium

0813 (b) Neurotransmitter

0814 b) richtig

0815 e) Das vegetative Nervensystem unterliegt weitgehend unserem Willen, das somatische Nervensystem nicht.

0816 (c) somatomotorische

0817 (e) alle Aussagen sind richtig

0818 b) aufsteigende Bahnen

0819 a) richtig

0820 b) Das Zwischenhirn reguliert die Grundspannung der Muskeln und stimmt Bewegungen aufeinander ab.

0821 (d) Persönlichkeitsveränderungen

0822 (b) nur 1) und 3) sind richtig

0823 a) Wernicke-Sprachzentrum

Lösungen 9. Sensibilität und Sinne

0901 a) richtig

0902 b) falsch

0903 (d) nur 2), 3) und 4) sind richtig

0904 a) richtig

0905 a) richtig

0906 (a) somatischen

0907 (e) alle Aussagen sind richtig

0908 a) Nicht-Opioid-Analgetika wirken in erster Linie zentral, am Cortex.

0909 (e) alle Aussagen sind richtig

0910 (c) nur 1), 2) und 4) sind richtig

0911 (d) nur 2), 3) und 4) sind richtig

0912 (b) venöse Blut

0913 (d) nur 3) und 4) sind richtig

0914 e) Mit Zäpfchen kann man Farben im Hellen sehen.

0915 (c) Hornhaut, Kammerwasser, Linse und Glaskörper

0916 a) richtig

0917 a) richtig

0918 b) falsch

0919 a) richtig

0920 a) richtig

0921 a) richtig

0922 b) falsch

Lösungen 10. Psychiatrie

1001 a) richtig

1002 a) richtig

1003 c) Bei chronischen psychischen Störungen kann man sich Zeit lassen mit der Therapie, weil oft keine behandelbare Ursache zugrunde liegt.

1004 e) Typische Symptome der Schizophrenie betreffen in der Akutphase das Denken, die Wahrnehmung und das Ich-Erleben, während die Gefühlswelt des Patienten gelassen und angstfrei ist.

1005 (a) Gedankenentzug

1006 (c) Parathymie

1007 (a) Dopamin

1008 a) richtig

1009 (e) alle Aussagen sind richtig

1010 a) richtig

1011 (a) der Sucht

1012 a) richtig

1013 (d) nur 4) ist richtig

Lösungen 11. Hormonsystem

1101 a) richtig

1102 a) richtig

1103 b) Nervenzellen können keine Hormone produzieren.

1104 a) Ein Peptidhormon ist z.B. das Thyroxin der Schilddrüse.

1105 (b) Antihormone

1106 (e) alle Aussagen sind richtig

1107 c) Glandotrope Hormone

1108 a) richtig

1109 b) falsch

1110 (a) Diabetes

1111 (a) nur 1), 2) und 3) sind richtig

1112 b) Parathormon senkt den Kalziumspiegel im Blut.

1113 (d) nur 2) und 4) sind richtig

1114 (d) nur 2), 3) und 4) sind richtig

1115 (c) nur 1), 2) und 3) sind richtig

1116 (e) alle Aussagen sind richtig

1117 b) Nahrungsaufnahme oder Adrenalin oder Glukagon

1118 (a) Insulinresistenz

1119 (d) nur 1), 3) und 4) sind richtig

1120 (d) nur 3) und 4) sind richtig

1121 e) Das Hormon VIP steigert die Präsenz und Personality kurzfristig.

1122 (a) Leptin

1123 a) richtig

1124 d) Glukokortikoide haben auch eine anti-immunsuppressive Wirkung.

1125 (d) iatrogenen Cushing

1126 (c) nur 1), 2) und 3) sind richtig

1127 (e) alle Aussagen sind richtig

1128 b) falsch

Lösungen 12. Blut und Lymphe

1201 b) falsch

1202 a) richtig

1203 e) Das Blut transportiert Charaktereigenschaften und Stimmungen.

1204 b) Zu den zellulären Bestandteilen des Blutes zählen die Hämatopoetine.

1205 (b) nur 2) und 4) sind richtig

1206 a) richtig

1207 a) richtig

1208 c) Als Anämie bei Frauen wird eine Hämoglobinkonzentration des Blutes unter 130 g/l bezeichnet.

1209 a) richtig

1210 (b) häufigste

1211 a) richtig

1212 (b) Antikörper

1213 b) falsch

1214 a) richtig

1215 b) Antikörper des Rhesussystems werden vor Rhesusantigen-Kontakt gebildet.

1216 a) Erythrozytenkonzentrate

1217 c) Thrombozyten

1218 d) Ein Thrombozytenüberschuss wird als Thrombozytopenie bezeichnet.

1219 a) richtig

1220 c) Die Lymphe wird in den Lymphknoten gebildet.

1221 d) nur 1), 2) und 3) sind richtig

1222 (c) nur 1), 2) und 3) sind richtig

1223 c) Eine Blutprobe muss, um eine DNA-Analyse durchführen zu können, mindestens 6 Liter umfassen, da sonst die nur in Spuren vorhandenen DNA-Bruchstücke nicht ausreichend vorhanden sind.

1224 (a) PCR

1225 b) falsch

1226 a) richtig

1227 (d) Epimarks

1228 a) richtig

1229 a) richtig

Lösungen 13. Immunsystem und Infektionen

1301 a) richtig

1302 c) Antikörper gehören zur unspezifischen Abwehr.

1303 d) Zu den sekundären lymphatischen Organen zählt z.B. das Knochenmark.

1304 (e) alle Aussagen sind richtig

1305 (d) nur 1), 2) und 4) sind richtig

1306 a) richtig

1307 b) falsch

1308 a) richtig

1309 b) falsch

1310 a) richtig

1311 e) alle Aussagen sind richtig

1312 c) Thymus

1313 a) MHC-Protein der Klasse 1

1314 b) MHC-Protein der Klasse 2

1315 b) falsch

1316 b) falsch

1317 a) richtig

1318 c) Für jede Infektionskrankheit gibt es eine Vorsorge-Impfung.

1319 b) Allergien

1320 a) allergischen Reaktion vom Typ I (Sofortreaktion)

1321 b) falsch

1322 b) Fäkal-orale Übertragungen werden auch parenterale Übertragung genannt.

1323 d) nur 1), 3) und 4) sind richtig

1324 a) Zellwand

1325 d) Schimmelpilze können den Menschen nicht befallen.

1326 a) richtig

1327 a) Bakteriozide Antibiotika töten Viren.

1328 (c) Breitbandantibiotika

1329 c) Transkiption: z. B. Chinolone

1330 a) richtig

1331 (e) alle Aussagen sind richtig

1332 a) richtig

1333 b) falsch

Lösungen 14. Herz

1401 a) richtig

1402 a) richtig

1403 c) Der Herzspitzenstoß ist im 5. ICR rechts zu finden.

1404 e) Das Herz hat vier Septen.

1405 b) Bikuspidalklappe

1406 a) richtig

1407 (c) nur 2) und 3) sind richtig

1408 (a) Klappenstenose

1409 (b) Klappeninsuffizienzen

1410 b) falsch

1411 a) richtig

1412 c) Füllungsphase

1413 (c) Ventilebenenmechanismus

1414 a) richtig

1415 a) Sinusknoten

1416 b) Kammerkomplex

1417 a) richtig

1418 a) richtig

1419 c) nur 2), 3) und 4) sind richtig

1420 d) nur 1), 3) und 4) sind richtig

1421 a) richtig

1422 b) falsch

1423 a) richtig

1424 c) nur 2), 3) und 4) sind richtig

Lösungen 15. Kreislauf und Gefäßsystem

1501 b) falsch

1502 a) richtig

1503 b) Die Tunica media kann auch "die Tunica" genannt werden.

1504 e) Die Aorta ist eine Arterie vom muskulären Typ.

1505 (c) Widerstandsgefäße

1506 (e) alle Aussagen sind richtig

1507 b) Vasa vasorum

1508 a) richtig

1509 a) richtig

1510 c) Die Arteriosklerose betrifft nur ältere Menschen.

1511 (a) Stickstoffmonoxid

1512 c) Aneurysmen platzen immer.

1513 a) richtig

1514 (b) rupturiert

1515 (c) nur 1) und 3) sind richtig

1516 b) falsch

1517 a) richtig

1518 a) richtig

1519 a) richtig

1520 a) richtig

1521 a) richtig

1522 (c) Blut zum Herzen

1523 a) richtig

1524 c) Arterien werden auch als Kapazitätsgefäße bezeichnet.

1525 d) nur 3) und 4) sind richtig

1526 b) coronaria

1527 b) Der Truncus brachiocephalius versorgt linken Arm und rechte Kopfhälfte.

1528 e) alle Aussagen sind richtig

1529 d) Die Milchsäure im Urin kann zu einer zu starken Abatmung von O_2 führen.

1530 c) nur 1), 2) und 4) sind richtig

1531 b) dem peripheren Widerstand

1532 b) Pressorezeptoren werden vom N. pressarius aus dem N. trigeminus II versorgt.

1533 a) Renin

1534 e) alle Aussagen sind richtig

1535 a) richtig

1536 b) Als arterielle Hypertonie wird ein in Ruhe gemessener systolischer Blutdruck von ≥120 mmHg bezeichnet.

1537 a) richtig

1538 a) Das in der Leber gebildete Cholesterin gehört zu den fettähnlichen Stoffen, den Proteasen.

1539 (e) Lipoproteine

1540 (c) nur 1), 3) und 4) sind richtig

1541 a) richtig

1542 b) falsch

1543 a) richtig

1544 a) richtig

Lösungen 16. Atmungssystem

1601 b) falsch

1602 b) Im oberen Nasengang mündet der Ausgang der Kieferhöhlen.

1603 a) Exspiration

1604 a) richtig

1605 b) falsch

1606 (b) CO_2-Narkose

1607 a) richtig

1608 b) falsch

1609 (c) Asthma bronchiale

1610 (e) alle Aussagen sind richtig

1611 a) richtig

1612 (b) 5–6 Stunden

1613 (e) alle Aussagen sind richtig

Lösungen 17. Verdauungssystem

1701 a) richtig

1702 b) falsch

1703 e) Jeder Abschnitt des Verdauungstraktes besitzt eine Serosa.

1704 c) Der Subperitonealraum ist der Raum über der Bauchhöhle.

1705 (c) Perforation

1706 (e) alle Aussagen sind richtig

1707 c) A. mesenterica superior

1708 a) richtig

1709 a) richtig

1710 d) Wer Fluoride in der Zahncreme verwendet, muss seltener Zähneputzen.

1711 (a) nur 1), 2) und 3) sind richtig

1712 e) Die Zungenmuskulatur wird vom N. facialis, dem X. Hirnnerv, versorgt.

1713 (e) alle Aussagen sind richtig

1714 b) falsch

1715 a) richtig

1716 d) Die größten Bissen sollten nicht größer sein als 3,5 cm.

1717 (a) Refluxösophagitis

1718 a) Kardia

1719 b) falsch

1720 a) Die Kardia ist der Magengrund, der an den Korpus angrenzt.

1721 (b) nur 2), 3) und 4) sind richtig

1722 a) richtig

1723 a) richtig

1724 b) Zahlreich sind in den Lieberkühn-Drüsen die Becherzellen.

1725 a) richtig

1726 b) falsch

1727 a) richtig

1728 b) falsch

1729 (c) nur 1), 2) und 3) sind richtig

1730 (a) Ductus choledochus

1731 a) Papilla duodeni major

1732 a) richtig

1733 a) richtig

1734 a) richtig

1735 a) richtig

1736 c) nur 1), 3) und 4) sind richtig

1737 e) alle Aussagen sind richtig

1738 a) richtig

1739 b) falsch

1740 b) Die Haustren sind starre, fixe Gebilde der Dickdarmwand.

1741 e) Man sollte Kirschsteine nie unzerkaut verschlucken, weil diese oft eine Blinddarmentzündung verursachen.

1742 (a) Venengeflecht

1743 (c) nur 2), 3) und 4) sind richtig

1744 a) richtig

1745 a) richtig

1746 a) richtig

1747 d) Bei einer Dickdarmdivertikulose sollte die Nahrung besonders ballaststoffarm sein.

1748 (e) alle Aussagen sind richtig

1749 (c) nur 2, 3) und 4) sind richtig

1750 b) Truncus coeliacus

1751 e) Das Pankreaskarzinom wird oft viel zu früh operiert.

1752 a) richtig

1753 a) richtig

1754 e) Die Vena cava inferior tritt durch die Leberpforte aus der Leber heraus.

1755 b) falsch

1756 (a) First-Pass-Effekt

1757 a) richtig

1758 a) richtig

1759 a) richtig

1760 a) Eine massive Hämolyse kann zum posthepatischen Ikterus führen.

1761 (e) alle Aussagen sind richtig

1762 a) richtig

Lösungen 18. Stoffwechsel

1801 a) richtig

1802 b) falsch

1803 c) Kohlenhydrate und Eiweiß liefern mehr Energie als Fett.

1804 (c) 50

1805 (b) nur 1) und 4) sind richtig

1806 (e) alle Aussagen sind richtig

1807 a) richtig

1808 a) richtig

1809 d) Fiebererzeugende Stoffe werden Pyromane genannt.

1810 (e) alle Aussagen sind richtig

1811 b) Ein Erwachsener sollte täglich 300—600 g Fleisch oder Wurst essen.

1812 (b) Vegetarier

1813 a) richtig

1814 a) richtig

1815 b) Ghrelin erzeugt im Hypothalamus ein Sättigungsgefühl.

1816 (a) Leptin

1817 a) richtig

1818 c) Etwa 20% der Bevölkerung vertragen keinen Schleimzucker.

1819 (e) alle Aussagen sind richtig

1820 b) falsch

1821 e) Allerdings gibt es zahlreiche Diäten, mit denen man das Körpergewicht reduzieren kann, ohne ein unstillbares Essverlangen oder Hungergefühle zu erleben.

1822 (b) Kalorien

1823 a) richtig

1824 (b) nur 1) und 2) sind richtig

1825 a) richtig

Lösungen 19. Niere, Harnwege, Wasser- und Elektrolythaushalt

1901 a) richtig

1902 a) Ureter

1903 a) richtig

1904 b) Am Nierenhilum tritt die Harnröhre aus der Niere aus.

1905 (a) Nierenmark

1906 (e) alle Aussagen sind richtig

1907 b) Nierenpapille

1908 (e) alle Aussagen sind richtig

1909 b) falsch

1910 a) richtig

1911 a) richtig

1912 a) richtig

1913 a) richtig

1914 b) falsch

1915 b) falsch

1916 a) richtig

1917 b) falsch

1918 a) richtig

1919 a) richtig

1920 (a) nur 1) und 2) sind richtig

1921 d) Alle Diuretika vermindern die Ausscheidung von Kochsalz und Kalium.

1922 (c) harnpflichtigen

1923 a) richtig

1924 a) richtig

1925 b) Angiotensinogen wird von Renin in Angiotensin II gespalten.

1926 (d) nur 2), 3) und 4) sind richtig

1927 (a) nicht mehr

1928 (a) chronische Pyelonephritis

1929 b) falsch

1930 a) richtig

1931 c) Eine Hyponatriämie kommt praktisch nicht vor.

1932 (b) nur 2) und 4) sind richtig

1933 (b) semipermeablen

1934 a) richtig

1935 d) Bei der Hämodialyse ist ein Ersatz der Nierenhormone unnötig.

1936 (e) alle Aussagen sind richtig

1937 a) richtig

Lösungen 20. Geschlechtsorgane

2001 b) falsch

2002 b) Ductus ejaculatorius

2003 a) richtig

2004 d) Bis zum 20. Geburtstag sollte ein Kryptorchismus behandelt werden.

2005 (b) Bauchhöhle

2006 (e) alle Aussagen sind richtig

2007 (c) nur 1), 2) und 4) sind richtig

2008 b) falsch

2009 a) richtig

2010 (e) alle Aussagen sind richtig

2011 a) richtig

2012 b) falsch

2013 b) falsch

2014 a) richtig

2015 a) richtig

2016 a) richtig

2017 (b) Gebärmutterschleimhaut

2018 (a) Myome

2019 (a) Blutungen

2020 (d) nur 3) ist richtig

2021 e) LH fördert beim Mann nichts, denn er bildet ja kein Progesteron.

2022 (b) Progesteron

2023 b) falsch

2024 a) richtig

2025 a) richtig

2026 b) Der Coitus interruptus schützt nicht nur vor ungewollter Schwangerschaft, sondern auch vor den meisten Geschlechtskrankheiten.

Lösungen 21. Schwangerschaft

2101 a) richtig

2102 b) falsch

2103 a) richtig

2104 b) falsch

2105 (a) Muttermund

2106 (e) alle Aussagen sind richtig

2107 (a) möglich

2108 (b) nicht möglich

2109 (b) nur 2) und 3) sind richtig

2110 a) richtig

2111 b) falsch

2112 a) richtig

2113 a) richtig

2114 a) richtig

2115 a) richtig

2116 b) falsch

2117 (d) nur 3) ist richtig

2118 (c) nur 1), 2) und 3) sind richtig

2119 d) Der sekundäre Kaiserschnitt wird in der Regel bei Zwillingsgeburten für den zweiten Zwilling angewandt, wenn der erste Zwilling sicher auf natürlichem Wege geboren wurde.

2120 (b) Zerebralparese

2121 (a) Puerperium

2122 a) richtig

2123 b) falsch

2124 b) falsch

2125 d) Bei der weiblichen Unfruchtbarkeit ist in über 60 % eine Fehlernährung die Ursache.

2126 (a) Insemination

2127 (c) nur 1), 3) und 4) sind richtig

2128 a) richtig

Lösungen 22. Kinder

2201 a) richtig

2202 a) richtig

2203 b) falsch

2204 (b) Neonatalperiode

2205 (e) alle Aussagen sind richtig

2206 a) richtig

2207 b) falsch

2208 (e) alle Aussagen sind richtig

2209 b) falsch

2210 b) falsch

2211 a) Moro-Reflex

2212 a) richtig

2213 b) falsch

2214 (b) 500–600

2215 a) richtig

2216 a) richtig

2217 b) 5 Monate

2218 a) richtig

2219 a) richtig

Lösungen 23. Ältere Menschen

2301 b) falsch

2302 (b) nur 1) und 3) sind richtig

2303 a) richtig

2304 (c) Geriatrie

2305 (a) Gerontologie

2306 a) richtig

2307 a) richtig

2308 b) falsch

2309 a) richtig

2310 b) falsch

2311 b) falsch

2312 a) richtig

2313 a) richtig

2314 a) richtig

2315 a) richtig

2316 a) richtig

2317 a) richtig

2318 (e) alle Aussagen sind richtig

2319 (b) vaskulären

2320 (b) Wirkungserhöhungen

2321 (c) Erregungszustände

Lösungen 24. Notfälle

2401 a) richtig

2402 a) richtig

2403 (c) nur 2), 3) und 4) sind richtig

2404 b) falsch

2405 a) richtig

2406 (d) nur 3) und 4) sind richtig

2407 (b) nur 2) ist richtig

2408 (c) nur 3) ist richtig

2409 a) richtig

2410 a) richtig

2411 a) richtig

2412 (e) alle Aussagen sind richtig

2413 a) um Hilfe rufen

2414 a) richtig

2415 (e) alle Aussagen sind richtig

2416 a) richtig

2417 a) richtig

2418 b) falsch

2419 (a) Milch

2420 a) richtig

2421 b) falsch

2422 (e) alle Aussagen sind richtig

2423 a) richtig

2424 b) falsch

2425 a) richtig

2426 (b) niemals

2427 (b) nur 2) und 3) sind richtig

2428 a) richtig

2429 a) richtig